深筋膜
徒手松解疗法

盛德峰◎著

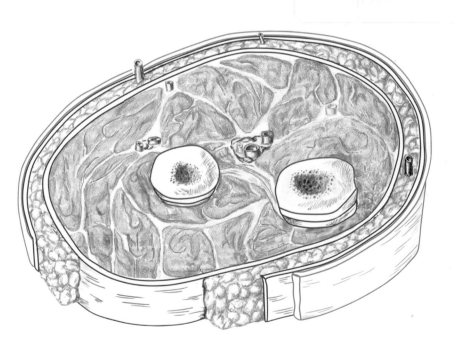

北京科学技术出版社

图书在版编目（CIP）数据

深筋膜徒手松解疗法 / 盛德峰著．—北京：北京
科学技术出版社，2019.9（2024.7重印）

ISBN 978-7-5714-0454-3

Ⅰ．①深… Ⅱ．①盛… Ⅲ．①筋膜疾病－按摩疗法（中医）Ⅳ．① R244.1

中国版本图书馆 CIP 数据核字（2019）第 164032 号

策划编辑：刘　立
责任编辑：张　洁　周　珊
责任印制：李　茗
封面设计：源画设计
出 版 人：曾庆宇
出版发行：北京科学技术出版社
社　　址：北京西直门南大街 16 号
邮政编码：100035
电　　话：0086-10-66135495（总编室）
　　　　　0086-10-66113227（发行部）
网　　址：www.bkydw.cn
印　　刷：北京宝隆世纪印刷有限公司
开　　本：710mm×1000mm　1/16
字　　数：211 千字
印　　张：11.75
版　　次：2019 年 9 月第 1 版
印　　次：2024 年 7 月第 6 次印刷
ISBN 978-7-5714-0454-3

定　　价：75.00 元

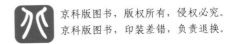

内容提要

Abstract

　　本书作者将四十多年的实践经验与中医的经典理念和西医的最新发现完美地结合起来，推导出深筋膜网络这个崭新的健康体系。深筋膜网络既是形成诸多疾病的重要途径，又是防治疾病的关键通道。本书介绍了通过按摩刺激深筋膜来防治疾病的具体方法和操作要点。这些方法区别于一般的按摩方法的优势在于，既能治疗许多慢性疾病，更能参与抢救急性病与危重病。最具特点的是，触动深筋膜的方法极其简单，老百姓都可以学会和掌握。人人都有一双手，所有的人都能通过自己的双手把握自己的健康和命运。本书适合康复师、徒手治疗师、按摩师以及普通大众尤其是 30 ~ 60 岁的女性阅读，从而为患者、自己和家人的健康保驾护航。

彭　序

The preface of Peng Jian

大约在十年前，拙著《我是铁杆中医》出版后不久，我应邀到广州参加一个经方学术会议，在大会发言后，工作人员告知，有一位听课的学员点名要见我，在会议室外等候。出来时见到一个陌生的中年人，他自报家门：是我的湖南同乡，名叫盛德峰，目前在深圳工作，从事中医推拿按摩，今天特意从深圳赶来听我的讲座。他开门见山地说："我对您的《我是铁杆中医》这本书很失望！当年您在《中国推拿》一书的序言中，对中国的推拿按摩给予了很高的评价，我读了以后感到热血沸腾，下决心一辈子从事好这门崇高的职业。然而，在《我是铁杆中医》这部书中，您竟然一个字也没有提到推拿按摩！不知道这是为什么？"说完这番话，他匆匆离去，因为要赶火车回深圳。望着他那步履蹒跚的背影，我不禁陷入了沉思。我对中国的推拿按摩，早就情有独钟：不仅于 20 世纪 80 年代在《中华医史杂志》上撰写过一篇论文《殷代按摩术管窥》，从甲骨文的卜辞中考证出，中医最早的自然疗法就是按摩术，比针灸、药物还要早；而且在 1992 年，与上海推拿医师金义成教授合编过一本八十余万字的《中国推拿》，我在题为"用我们的双手，去开创中国推拿的明天"的序言中，充满激情地预言道："20 世纪的热点是针灸，下个世纪的热点是什么呢？很可能是推拿！'扌'即是'真'，推拿毕竟是一种对人体没有任何损伤的自然疗法，又是一种手的艺术，一旦东西方创造医学奇迹的两只手紧握在一起时，毋庸语言的解释，一切文化背景的差异将冰化雪消。因此，我们必须赶在下一个历史性的碰撞和交流来到之前，做好充分的准备。而当前最重要的学术准备，是要通过我们这一代推拿工作者的努力，将中国推拿学的宏伟体系建立起来，使之成为一座跨越历史、横贯中西、通向未来的桥梁。紧紧把握住这个千载难逢的历史契机吧，中国推拿学的前景将是无限光明的！"这就是那篇让盛医生"热血沸腾"的序言的结尾。我本来打算将这篇序言与其他几篇序言、书评、访谈等一起收录进 2007 年初次出版的《我是铁杆中医》一书中，由于编辑认为这些内容与整部书的体例不合，最终没有纳入。盛医生批评我"不重视"推拿按摩，的确事出有因，因为我在这部书中只强调了针灸，没有提到推拿，这是我的失误。幸好 2014 年在《我是铁杆中医》出版修订本时，我有机会按照盛医生的意见，予以了纠正；2016 年该书在台湾地区出版繁体字版时，我又把这篇自己钟爱的序言收录了进去，满足了我和他的心愿。

盛医生是一个孝子，他在深圳开办的按摩医院，业务十分繁忙，但每年还是要回几趟湖南老家，看望年迈的父母，并给老人家做做按摩，缓解病痛。他每次回家路过长沙，总要抽空和我聊一聊。我从交谈中得知，他有着一番非同寻常的经历：他自幼左腿残疾，却酷爱医学，十几岁即跟随部队医院的老军医和湘雅医院的名医学习理疗、针灸、按摩，自学了中西医本科主要教材；1988 年被武汉大学生物系细胞生物学专业破格录取，毕业后，获得该校理学学士学位，为以后进一步在推拿按摩理论上的探索奠定了扎实的基础。在先后几年中，他多次获得"湖南省自学成才奖""湖南省新长征突击手""中国残疾名人"等称号。他曾经放弃福建省中医药研究院经络研究所的工作，毅然辞职南下，开创自己的推拿按摩事业。他擅长用按摩治疗颈椎病、慢性疼痛、各类瘫痪等；为了适应新的工作环境、新的人群对按摩的特殊需求，他从 1991 年起，开始研究面部美容按摩，将中医按摩和西医按摩有机地结合起来，创立了"一指禅美容"流派；又经过几年的实践，出版了第一部按摩著作《一指禅美容术》。他说到这里，我突然回忆起，这部著作是在湖南科学技术出版社出版的，当时的编辑张碧金老师请我阅稿，我给予了很高的评价。看来我同盛医生的缘分，早在十几年前就开始了。

从事推拿按摩工作三十多年来，盛医生不断实践，不断总结，先后出版了 5 部按摩著作，每一部著作都是面对大众，且都有理论创新。例如，在 2008 年出版的《绝妙按摩人人通》中，他引进了"按摩自愈力"理论，将中西医按摩联系在一起，再用阿是穴与敏感点将二者紧紧锁住，使东西方两大截然不同的推拿按摩技术合二为一。著名针灸学家严洁教授评价说："这是一个创新！这个创新至少有两个方面的重要意义：一是使按摩对身体的影响范围扩大了，按摩的重要性提高了；

二是使按摩的理论变得非常简洁，因为人体自愈过程是完全自动形成的，人们只需要知道按摩哪里和怎样按摩就可以了。"在这本《深筋膜徒手松解疗法》的新书中，作者继承了以往著作的特色，在面向大众、让读者自己学会按摩进行养生保健的同时，进一步向按摩理论的高峰攀登，寻找中西医按摩不同体系的交汇点。作者发现，"深筋膜网络"是两者的共同点。"西医深筋膜的一硬一软与中医筋骨的一紧一松完整对应，中医和西医在这里完全融合。一个全新的健康奥秘——深筋膜网络豁然显现"。这就是本书最新探索的理论成果，这一成果在书中每一个章节的具体操作中都得到了印证。

　　为了配合著作的出版、满足大众自我按摩的需要，盛医生先后发明、研制了"一指禅"按摩棒、颈椎枕、按摩球、眼睛按摩器等，有的已经比较成熟并申请了专利，有的还在征求客户的意见以不断改进、不断完善。

　　盛医生对自己所从事的推拿按摩事业，赋予了高度的热情，倾注了满腔心血，他的每一部著作，都做到了"俗"与"雅"的有机结合，在把推拿按摩技术普及化、通俗化的同时，不忘进行深入的理论探索，不忘尝试中西医两大按摩体系的沟通。显而易见，盛医生不只是一个技术娴熟的普通按摩医生，而是一个充满爱心、胸怀天下、目光远大、理论造诣颇高的按摩大师！作者正处在壮年时期，在祝贺他的新书出版的同时，更期待他的阳光事业蒸蒸日上，在理论和实践方面获得更大的成功！

湖南中医药大学教授　**彭坚**
2019 年 7 月于长沙一心花苑

生命的瑶草

The herbs of life

传说，天上有一种能防治百病的仙草，叫瑶草。小时候，我便希望上天去采来瑶草给自己治病。

我三岁腿残，妈妈背着我四处求医，吃中药、扎针灸、做按摩，我从小就感受到了中医尤其是按摩疗法的温馨，于是十几岁就到县医院开始学习中医按摩。

我有一个梦想，一定要当一个手到病除的医生，解救天下人的疾苦。1977 年恢复高考的时候，我报考的志愿全是医学院校，但是，因为腿残我被淘汰了。

我在哭泣中挺直了身子，下决心自学中医和西医。我利用业余时间到医学院校旁听，23 岁开始发表医学论文，27 岁考取医师资格证，30 岁获得湖南省自学成才奖，并被武汉大学生物系破格录取。我希望从生物学角度来研究中医和西医，研究健康的奥秘，寻找生命的瑶草。

二十几岁时的努力是单纯，三十几岁时的努力是热情，四十几岁时的努力是坚韧，五十几岁时的努力是什么？是爱！55 岁后，我终于发现了自然疗法的奥秘，发现了深筋膜网络，找到了大众健康的好方法——深筋膜徒手松解疗法！我终于找到了生命的瑶草！

如果说一般的按摩疗法让我感受到的是温馨，那么深筋膜徒手松解疗法让我感受到的则是神奇和震撼！深筋膜徒手松解疗法区别于一般按摩方法的优势在于，既能治疗许多慢性疾病，更能参与抢救急性病与危重病。最具特点和奇妙的是，触动深筋膜的方法极其简单，老百姓都可以学会和掌握。人人都有一双手，所有的人都能通过自己的双手把握自己的健康和命运。

"舒筋活血"是中医的一个经典理论，它的意思是，筋紧缩容易生病，筋松软就能防治百病。筋灵活松软，中医视为健康的关键。

中医所说的筋骨就是西医的深筋膜，深筋膜是一块完整的、巨大的膜状物，它在皮下脂肪层下面包被整个身体，包被所有的肌肉与肌腱，包被所有的内脏，包被神经与血管，然后融入肌腱、韧带，最后扎根在骨头上。深筋膜在体内纵横交错，形成一个巨大的可以调节身体功能的网络。但是，西医忽视了深筋膜及其功能作用。

最近几年，美国医生发现，深筋膜失水会变硬，吸水则变软，这种深筋膜的一硬一软与中医筋骨的一紧一松完整对应，中医和西医在这里完全融合。一个全新的健康奥秘——深筋膜网络豁然显现。

深筋膜受累失水而紧缩，进而牵扯相邻的血管，造成血流发生障碍，组织细胞缺血，引发身体"生变"而"生病"。现在的医院治疗大多就病治病，对诱发疾病的深筋膜没有采取应对方法，所以治疗效果大受影响。而双手按摩可以直接、快速地松解深筋膜，舒筋而活血，既可以对许多疾病产生直接的治疗作用，更可以加强各类药物的作用。本书介绍的方法都是通过刺激、触动深筋膜来达到防治诸多疾病的目的。这个全新的健康理念会创造出一个崭新的医疗模式：医生一切的治疗照常进行，而老百姓自己和家人也加入治疗进程，用他们的双手和器械触动身体，舒筋活血，从而尽快修复身体，全面获得健康和幸福。

松解深筋膜的方法主要是深刻触动身体，比如按摩和拍打。每天揉拨、拍打身体，自然就能刺激松解深筋膜来获得健康。这与胎儿经过产道的挤压会更健康的道理是一样的。上天在造人的时候就隐藏了这个健康奥秘。

眼睛和牙龈也分布着许多深筋膜样的物质，动手去松解就能有效防治近视眼、老花眼、青光眼，动手刺激牙龈也能使牙龈红润而壮实。

借助于深筋膜网络，我们能够拓宽和延展幸福之路，用自己的双手把握自己的命运。

我用深筋膜徒手松解疗法按摩过自己，也按摩过千千万万的人，深刻体会到了深筋膜徒手松解疗法在我病残的躯体上发生的神奇变化，见证了千千万万的人通过深筋膜徒手松解疗法走出病痛的巨大喜悦，我深信深筋膜徒手松解疗法的功效！我将在他们身上发生的点点滴滴的改变，标识在中医和西医交织的坐标上，终于将深筋膜网络这个健康的奥秘一步步展现出来。

远古时代的神农氏为解除大众的病痛，尝百草后，又毅然决然地攀爬直通天上的建木，终于艰难登天，他采来瑶草，抛向人间，给老百姓治病。神农氏的精神激励着我，我有责任去寻找健康的路径和生命的光芒。我经常被自己这种傻傻的努力感动得泪流满面！

　　谢谢老天选择了我，让我感受疾病的痛苦，发现健康的路径，让我采撷到了生命的瑶草。人人都有一双手，人人都可以学会深筋膜徒手松解疗法。我要传承神农氏的精神，将这生命的瑶草抛向人间，让老百姓真正学会用自己的双手把握自己的健康和命运！

盛德峰

2019 年 7 月

目　录

Contents

第一部分　深筋膜松解乃医者王道

第二部分　实战妙招与技巧

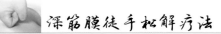

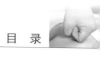

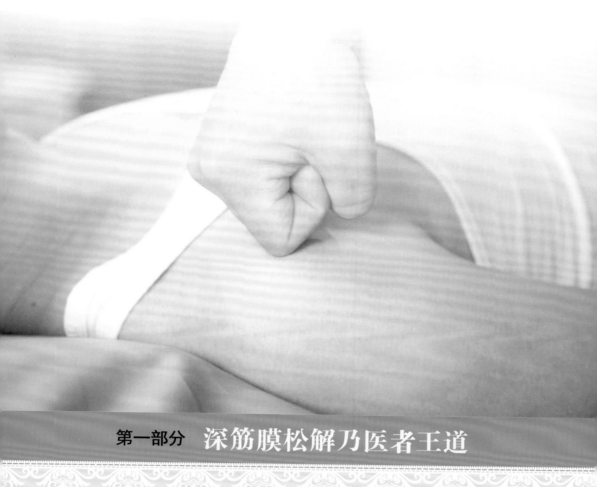

第一部分 深筋膜松解乃医者王道

中医"舒筋活血"概念的内涵十分巨大，需要我们给予更加深刻和全面的解读，也许"舒筋活血"是突破现代医学发展瓶颈的突破口，能更大限度地造福于人类健康事业。那么，影响舒筋活血的决定因素是什么？是深筋膜网络。

1 深筋膜：气血的阀门，健康的瓶颈

掌控人体的生理网络已公认的有神经网络、血管网络、内分泌网络。但是，有一个掌控这三大网络的网络正逐渐浮现出来，它早就存在于浩瀚的中医经典论述之中，现在因西医最新的发现而被抽提、展现出来。这个网络就是"深筋膜网络"。

深筋膜网络是个什么样子？它凭什么能够掌控人体诸多的生理功能？为什么深筋膜网络可能引发诸多的疾病？我们有什么办法去影响深筋膜网络以防治疾病、获取健康和延年益寿？

人体的结构首先是由骨架子连接、支撑而成。那么，我们身体内所有的内脏、肌肉、血管等内容物又是怎样连接并固定在身体的骨架子上的？回答是：深筋膜。

深筋膜，顾名思义就是身体深部的筋膜。皮肤之下是皮下脂肪层，皮下脂肪层之下就是深筋膜。深筋膜是一个巨大的网片状结构，是坚韧而有张力和弹性的膜状物质，它首先包被整个身体，然后深入身体内部将所有的内脏、肌肉、神经、血管等通通包裹并分隔开来，最后连接、固定于骨架子上。包被着许多器官组织的深筋膜摊开来其实就是一个整片的致密结缔组织。想象一下，如果我们将深筋膜所包裹的内容物全部拿走，那么我们看到身体内的深筋膜会形成一个极为壮观的景象：深筋膜在体内纵横交错、内外相连、上下贯通、左右缠绕，真的是"筋"网恢恢，无所不在，无处不达。

过去对深筋膜，西医和中医有着截然不同的看法。西医认为深筋膜是静止的、被动的，仅仅是一种起着支撑、连接、隔离、固定作用的结构而已。中医则认为深筋膜是动态的、主动的，除了支撑、连接、固定的作用之外，还特别具有对身体的调节控制能力。深筋膜本身或紧缩或松解，或僵硬或柔软，一紧一松、一硬一软，竟然通过这种状态的变化来掌控身体或劳累或舒适，或患病或健康。因为深筋膜包裹着许许多多的血管，深筋膜的紧缩或松解会将这些血管或扣紧或放松，或牵扯或放开，就像闸门一样控制着血管内血液的流动和流量，从而控制着整个身体的健康。我们知道，健康最根本的保障就是血液能够足够、及时地对身体组织细胞进行灌溉和滋养。如果血液供应减少了、不及时了，就会使身体组织细胞乃至所属的脏器产生变化甚至病变。所以，中医特别强调深筋膜对血管的这种特别的掌控能力，并提炼出"舒筋活血"这个健康概念。舒筋与活血是必然的因果关系。舒筋就是保持深筋膜的松解与舒张，深筋膜呈舒张状态就不会挤压相邻的

血管，血管内的血液就能畅快地流淌，就是所谓的活血了。血液能充分地流淌与灌溉，自然就能防治疾病、保持健康。舒筋活血这个概念在诊治疾病中至为关键。

古老中医对健康的叙述因为抽象难懂而被西医排斥，所以，就像中医的"阴阳""气血"被漠视一样，中医的"舒筋活血"概念理所当然也被西医忽视了，被我们自己不重视了。或者说，"舒筋活血"这个概念并没有被我们自己研究得十分透彻。2003年以来，西医在研究运动医学的时候，终于发现了深筋膜具有主动收缩的能力。西医对深筋膜的新认识与中医对筋的经典认知互相印证。中医与西医终于殊途同归。

在深筋膜主动的、动态的生理调节过程中，黏多糖起着决定性的作用，夸张一点儿说，是深筋膜中黏多糖的状态好坏决定了你是健康还是生病，甚至决定了你可不可以长命百岁。

西医的研究表明，深筋膜具有的收缩与舒张能力是通过两个方面来实现的，一是深筋膜内含有可伸缩的平滑肌，二是深筋膜通过吸水和失水而滑行，后者更为普遍。

深筋膜吸水或者失水这个现象，需要我们特别重视，因为这个看似微不足道的生理现象，关乎着我们的健康和长寿，也是中医舒筋活血概念的生理学基础。深筋膜的致密结缔组织通过吸水和脱水，可以拉紧或舒张深筋膜，使深筋膜在不良状态下紧缩、发硬而伤害身体，或者在健康状态下松软、柔韧以保护身体。这点与中医按摩对筋骨状态变化的描述是非常吻合的，也就是说，筋骨是可以紧缩或者舒张的。从动态来看，深筋膜失水僵硬造成的筋骨紧缩会压迫或牵扯紧邻的血管，它就像自来水管的阀门一样，影响着气血的运行状态。而气血的畅通与否关乎着身体是否健康。深筋膜紧缩就会压迫血管，血管被压就使气血运行减慢，气血供应就减少，自然也就减少了对组织细胞的滋养。可见筋骨（或者深筋膜）的紧缩或松解对气血的管控非常关键，对防病治病非常关键。引起筋骨失水紧缩，甚至发硬拘挛的因素主要有劳累、过度运动和过急运动、衰老、寒冷、湿热气候、潮湿衣物与被褥、空调冷气等。

深筋膜由致密结缔组织构成，而致密结缔组织由许多致密的纤维以及少量基质和细胞所组成。我们用公式将这个定义表示出来，因为由这个公式可以推导出眼球和牙龈等诸多组织器官全新的抗衰老方式。是不是有点儿不可思议？

致密结缔组织（深筋膜）＝致密纤维＋基质＋细胞（主要是成纤维细胞和肥大细胞）。

致密纤维主要为胶原纤维，另外还有网状纤维和弹性纤维。胶原纤维坚韧有力，并保持一定的弹性。通常人们将长度比直径大千倍以上且具有一定柔韧性和应力的纤细物质统称为纤维。胶原纤维是由胶原蛋白连接组成的纤维组织。致密结缔组织由非常多的胶原纤维并排粘接成网，而将这些纤维粘接在一起的是基质中的黏多糖。黏多糖将众多的胶原纤维织成网状，使之伸缩有力，柔韧自如。致密结缔组织的弹性大小由黏多糖所含水分的多少所决定。因为黏多糖分子存在大量阴离子，故能结合大量水（结合水），使得致密结缔组织（深筋膜）柔软而有弹性。但是，黏多糖也会因为身体过多的牵拉和劳累而脱水，表现为深筋膜的凝结和发硬，呈现出中医所说的紧缩或拘挛状态。我感叹中国古人的伟大，他们在几千年的实践中观察到了这些变化以及这些变化对健康的影响，也找到了改善这些现象的办法。

西医发现，这些黏多糖会通过它们化学成分的细微改变，展示出惊人的特性与变化，从固态到液态、从黏着到润滑。深筋膜的伸展或拉长现象，其实不是胶原纤维被拉长，而是纤维之间产生滑动，但前提条件是黏多糖必须是多水的。在黏多糖缺水的时候，纤维就会黏着在一起，不容易伸展。深筋膜的可伸展、可拉长是不是为中医"筋长一寸寿延十年"的长寿秘诀添加了有力的科学论据？！

致密结缔组织中的基质是略带胶黏性的液质，填充于细胞和纤维之间，为物质代谢交换的媒介。致密结缔组织中还有少量但颇具功能的成纤维细胞和肥大细胞，他们会引发纤维和胶合物的再调整，比如产生新的基质和修补损伤的胶原纤维，所以结缔组织具有很强的再生能力和修复能力，创伤的愈合多通过它的增生而完成。也可以说，凡有结缔组织的部位，都具有相当的修复和再生能力。提示一下，身体最容易老化的牙龈和眼球就包含有较多的致密结缔组织成分，我们可否利用致密结缔组织的这种性质来调整牙龈和眼球的生活状态以延缓衰老呢？

2　万病从根治：松解深筋膜

就像土壤发生板结影响植物生长一样，深筋膜网络的紧缩也会引发各种各样的病证。健康的最根本状态是组织细胞能够得到足够的、及时的血液滋养。深筋膜的重要性就在于它能直接控制组织细胞的血液供应。跳一步说，对任何已经发生了的疾病，采用松解深筋膜的办法都可以显著改善其临床症状。即使是先天性心脏病，只要坚持给患者松解深筋膜，他苍白的手指头也就真的会变得红润起来。

30 天左右就会发生奇迹了。

种植植物有一个常识，因为土壤会不断变得板结，所以需要经常松土，以方便植物不断吸收养分。这种现象可以形象地解释深筋膜网络的紧缩现象。

紧缩的深筋膜为什么会使身体发病？因为深筋膜像闸门一样控制着血管内血液的流动和流量，深筋膜的紧缩往往使全身所有深筋膜网络都变得紧缩、僵硬，这个时候的身体就像被绳子捆住了一样，以致全身的大小血管都不同程度地受到挤压，结果全身的血流都会变慢，使得全身所有的组织器官都缺血、缺氧，久而久之就可能诱发身体发生各种各样的疾病。可以说，全身深筋膜的紧缩是万病之源。

全身深筋膜的紧缩会造成身体所有的脏器都出现不同程度的缺血，长久缺血的组织细胞当然会发生障碍引发各种各样的疾病，诸如心脏病、糖尿病、痛风、感冒、晕车、不孕症、头昏、头痛、老年痴呆症、颈椎病、眩晕、风湿病以及各种疑难杂症等。只要通过各种办法有效松解深筋膜，就可以使这些疾病收到良好的治疗效果。

对于心脏病、糖尿病、痛风这些常见病，人们一旦查出，就忙着去治疗这个病，却根本不知道这个病是怎么来的，没有追根溯源，防治根本。其实，疾病更大的可能是由全身的深筋膜长久紧缩造成的。心肌细胞对血液和氧气非常敏感，长期缺血、缺氧的心肌细胞当然会生变，也自然会引发期前收缩和心悸，最终形成心脏病。长期缺血自然也会造成代谢紊乱，引发糖尿病和痛风之类的代谢性疾病。就病治病，效果当然不可能好，为什么我们不针对引发这些疾病的紧缩的深筋膜来做工作呢？这才是病源所在啊！

我们发现，松解深筋膜的办法，真的会使已经发生心悸、期前收缩的心脏损伤症状很快减轻直至消失。即便是陈旧性先天性心脏病患者，那些因心脏供血缓慢而使手指头变得苍白的心脏病患者，在坚持天天松解深筋膜后，手指头竟然会变得红润起来。为什么苍白的手指头变得红润了？活血了啊！为什么活血了？深筋膜松解了啊！松解全身深筋膜可以迅速改善心脏病的症状，那它可否改善糖尿病的症状和痛风的症状？这种看似简单的方法可不可以防治百病？试一试你就会得到答案：一定能！

针对深筋膜网络这个新概念，我们是不是需要深刻检讨现行的医学观念和理论呢？神经系统也好，血管系统也好，内分泌系统也好，最终都要落实在组织细胞上，必须让细胞得到足够的、及时的血液滋养，身体才能维持正常的状态。深筋膜网络就在这三大网络的输送过程之中层层布防，好似千万个李鬼当道。无论放多少个心脏支架，无论吃多少种药治疗多少种疾病，如果深筋膜永远卡压住你的血液供应管道，你不努力把全身的深筋膜有效松解的话，你的病永远治愈不了；反过来说，有效松解深筋膜，疾病症状就能明显改善，药物的疗效也会更好。

3　拨开迷雾寻病因：深筋膜紧缩

本部分叙述了深筋膜全身性紧缩和局部性紧缩造成的一些病证，以及临床常见病和多发病的根本原因所在，给现代医学防治多发病、常见病提供了新的思路。

你是不是冬天怕冷、夏天不喜欢空调？你知道身体发虚反而上火的原因吗？肾虚的本质是什么？疑难杂症是怎样形成的？身体为什么那么容易疲劳？这些病证大都是深筋膜紧缩造成的。

有些人为什么外面怕冷，里面怕热，还特别容易上火？身体内心脏不停地跳动会产生很多热能，肝脏不停地分解代谢、分化解毒也会产生很多热能，这些体内脏器产生的大量热能需要血管把它们带出来。因为我们的血管就好像空调一样，把外面的凉带进身体深部，把身体内的热带出来，而正常流动的血液正好中和身体的冷与热，保持身体的恒温和生理状态的平衡。但是一旦全身的深筋膜紧缩就会挤压诸多的血管，使血管内的血流变慢，以至于身体外面的凉进去得缓慢，身体里面的热出来得缓慢，造成体内热能的堆积而表现为上火，身体表面则因热能出来少而感到发凉，内热外冷，这就是虚火产生的道理。反过来看，如果我们经常有虚火的表现，或者说我们身体经常内热外冷，其本质就是我们身体的深筋膜已经变得非常紧缩了。药物是无法松解这些硬邦邦的深筋膜致密结缔组织的。有什么办法可以快速、全面地松解紧缩着的全身的深筋膜吗？

全身深筋膜的紧缩还有一些共同的、常见的临床症状。全身深筋膜紧缩的人特别容易疲劳，这是因为深筋膜已经绷得紧紧的了，再活动的话，身体也没有伸缩的空间，而直接达到疲劳的程度。

血液运行不好，脸色自然阴暗、发黄。脸色的红润取决于血液的良好运行，脸色的白皙取决于血液中含氧血红蛋白的富有。

血液供应不够也使得皮肤容易过敏。皮肤新陈代谢很快，对血液的需求大，如若没有足够的、及时的血液供应，再加上皮肤时时刻刻接触外界，则极易发生过敏现象。比如湿气重的人易发荨麻疹。

身体绷得紧紧的，几乎没有了自我调节的空间，脾气自然会越来越急躁，所以容易急躁骂人的人，也许他的身体正不舒服呢。

肠胃的血液供应减少自然会降低消化功能，于少儿则往往表现为吃饭少，甚至便秘。一位家长诉说孩子吃饭太少，一切努力都没用，于是我尝试着给孩子松解全身的深筋膜，结果孩子回家后满世界找吃的，这位家长看着孩子吃得如此香，竟然流下了眼泪。通过这件事，我恍然大悟，原来孩子的身体更娇嫩，更容易被外界的环境所欺侮，导致全身深筋膜的紧缩。你知道吗，有的五六岁孩子的筋骨好似四十岁男人的筋骨那么僵硬！

女性因为全身供血的减少使得子宫和盆腔的血液供应严重不足，所以很难怀孕，或者怀上也容易因供血不足而发生死胎。一个银行的职员，从小到大都怕冷，结婚很多年都怀不上孩子。我给她做按摩时，她每次都痛得大哭，但是做了 5 次后，她冬天睡觉时手脚变得暖和了，13 次后她告诉我们她怀孕了。

经常感冒或者感冒经久不愈，大都是因血液供应不够惹的祸。

最可怕的是深筋膜紧缩再遭遇更年期，身体好似压上两座大山，有的人连想死的感觉都有了。

所谓的肾虚也是如此。深筋膜网络紧缩造成的全身绷紧和局部血液循环的障碍，使得男子的性功能下降，这种状态往往被中医诊断为肾虚。有的女人给这个现象下了一个非常文雅的定义：连一点生活情趣都没有了。针对这些现象，经常松解深筋膜会收到意想不到的良好疗效。我所接诊的所谓肾虚的患者都被我的按摩疗法治好了。有一个名叫马西莫的意大利男人经我治疗后，对着他的女朋友玛丽莎张牙舞爪地连声喊着：我不肾虚了！

局部深筋膜的紧缩也是需要我们防止的。

久坐伤腰即是因为坐久了使得腰部的深筋膜失水变得紧缩、僵硬。

有许多小学生写上几个字就累得要甩甩手，这个所谓的"学生肘"也是由局部深筋膜和韧带致密结缔组织失水紧缩造成的。

现代人手机、电脑用得太多，因而使颈部过度劳累，问题异常严重，有的人整个颈部都因深筋膜严重失水变得硬邦邦的，但是医生大都不知道这是深筋膜出了问题，而是一味地用所谓现代化的 CT 与核磁共振来进行颈椎病的诊断。最典型的是一位区级卫生局局长被诊断为颈椎病，牵引注射，一通猛治，一直疗效不好，最后被三位广州的专家认定要做颈椎手术治疗。这位局长因此噩梦连连，最后关头还是请我用松解深筋膜的办法免除了他的手术之苦。其实这个局长颈椎内部有两分的问题，颈椎外部的深筋膜有八分的问题，问题的核心是深筋膜严重紧缩拘挛，但是那么多医生和专家把他的问题都"归罪"于颈椎内部了。这样的治疗是不是有点舍本逐末？一个医生身份的卫生局长尚且如此，普通老百姓又该当如何？！

当前诸多的医学难题，诸多的常见病、多发病，我们可不可以从深筋膜角度去考虑治疗而获得良效呢？那些住院的各式各样的患者，在他们正在治疗的药物之外，可不可以同时采用松解深筋膜的办法，来获得更好、更快、更长久的疗效呢？

4　筋长一寸，寿延十年

本部分讨论了深筋膜网络对长寿的积极影响。中医"筋长一寸，寿延十年"的说法在这里得到了科学的证明。深筋膜网络概念对健康长寿的影响是全面的，包括怎样使牙龈再生，怎样使视力改善。

再来分析中医倡导的"筋长一寸、寿延十年"的必然性。深筋膜包绕的肌腱、韧带、腱膜、关节囊等致密结缔组织如果保留充足的水分，就能保持松解和柔韧的状态，就不会挤压、牵扯血管，就能保证身体内的所有组织、细胞和器官有充足的血液滋养，身体自然就能保持健康，也能健康长寿。保持筋的柔软和弹性就是保持筋的含水量。

牙科医生会对你说，牙龈是不断萎缩和不能再生的。眼睛老花了，眼科医生只能给你配老花镜。但是，牙龈与眼睛都含有较多的致密结缔组织，而致密结缔组织具有很强的再生性和修复性，我们是不是可以在这个上面做些研究，来改变牙科医生和眼科医生的陈旧思维呢？

很早以前，中国古代医生就告诉我们："天筋藏于目，地筋隐于足"。就是说，天上的筋存在于眼睛上，地上的筋隐藏在脚上，凡是筋都需要去拨动。脚底按摩大家都已经知道了，而眼睛上的按摩就好似失传了。从西医角度来看，中医这个眼睛上藏有筋的概念完全正确。我们的眼球上有六条肌肉，这六条肌肉也要通过肌腱附着于眼球上，这些肌腱就是由致密结缔组织组成的。而且，眼球壁最外层的纤维膜（巩膜）厚而坚韧，也由致密结缔组织构成，为眼球的外壳，它与那六条肌腱连成一体。还记得致密结缔组织的那个公式吗？致密结缔组织有着很强的再生能力和吸水变软的特性，所以只要我们有规律地拨动眼球，就一定会使眼睛上致密结缔组织的紧缩和僵硬状况得到缓解，可以改善整个眼球的状态，从而改善我们的老花眼、近视眼和青光眼。

牙龈的组成成分也是如此。牙龈分为上皮层和固有层，上皮为复层鳞状上皮，再生能力本身就非常强；而固有层主要为致密结缔组织，固有层乳头细长密集，含有丰富的胶原纤维，所以固有层也具有再生更新的能力。那凭什么牙科医生说牙龈不能再生呢？！我们如果坚持用手指按摩揉拨刺激牙龈，一定可以观察到自己牙龈发生的良好变化。这个方法比古老的叩齿方法更好、更快速。我们自己完全可以让牙龈变得红润而韧性十足。

深筋膜网络健康体系起源于小小的按摩，必将造就大大的医学，为广大民众造福。深筋膜网络的临床应用，既可以防治各类疾病，又可以增强各类药物的作用，最终可使身体舒爽，延长寿命。

将西医运动学的筋膜网络概念与中医的舒筋活血健康概念融合在一起，就会产生一种全新的健康理念和理论，可称之为深筋膜网络健康医学。

深筋膜网络是人体以深筋膜为主干的致密结缔组织，是能够对人体生理功能、病理过程进行控制和调节的体系。深筋膜网络必将对我们现在的西方医学形成冲击，对现代西方医学的诊断学、治疗学、生理学、病理学甚至药物学都会产生积极的影响。深筋膜网络医学的特性是对诸多的疾病具有更加快速和明确的疗效，更重要的是深筋膜网络的医学行为和疗效可以复制，可以传播，可以被广大民众所掌握。

最后再来聊聊我们的双手，偌大的一个学问最后竟落在一双小小的手上，是不是很别扭？很土气？目前来看，对深筋膜网络可以产生深刻影响的还是双手的按摩。人类自从出现，就不得不面对各类疾病和各种困苦，人类不得不用双手去抚按身体，缓和病痛。双手对身体的揉按恰好可以深刻松解深筋膜，可以有效缓解病痛。可以说，最早的医学即是按摩。

我3岁病残，接受最多的治疗是按摩，所以我对按摩的爱好可以说是深入骨髓。我学完中医嫌不够，又继续自学西医学，学完西医学还觉得不够，又考到武汉大学生物系深造，痴心研究按摩的原理。我从1977年开始学按摩，到现在已经40年了，发现了许多的奥秘，并从生物学角度将中西医融合起来，将自己建立起来的理念、理论、技术不断简化，使之生活化、大众化，让普通百姓都能有所掌握，让人们自己把握自己的命运。我想告诉大家，最好的自然疗法还是按摩，确切来讲，是能够得气的按摩。实在无法操作的话，那你就用重一点的拳头打吧。

5　深筋膜松解是最好的医道

中医讲的"筋"包含了肌腱、韧带、腱膜、关节囊等，这些组织同样由致密结缔组织构成，并且被深筋膜紧紧缠绕包裹而融为一体。肌腱或者韧带连接骨头的附着点因为受力更多，失水现象更严重，所以更需要经常地按摩使之松解，以促使其再吸水而保持弹性。在肌腱韧带附着点上多按摩、多拍打对松解深筋膜非常有益，普通百姓也非常容易找到这些点并进行操作。比如，经常拍打膝关节的内外侧就能使膝关节保持弹性而不易扭伤。再比如，经常拍打肩关节周围就能有效防治肩周炎。

中医对深筋膜的认识贯穿于生理、病理、治疗的全过程，形成一个完整的"深筋膜健康网络"。深筋膜会因为经常性的肌肉收缩、长久固定脏器的劳累、失水等因素，形成紧缩、拘挛、杂乱，进而牵扯甚或挤压相伴行的诸多血管乃至脏器，造成身体不同部位或不同脏器功能的下降甚至导致疾病发生。为了改变深筋膜的这种异常状态，可以通过按摩等手段深刻刺激全身的深筋膜，这样不但可以松解按压部位的深筋膜，而且会通过深筋膜内丰富的感受器将刺激冲动反射到神经中枢，再通过神经中枢的整合散射到全身去，引发全身功能状态的积极改变，促进整个身体特别是病变组织器官的反应，产生对整个身体的改善和治疗效果。按摩等方法对深筋膜网络的良好作用，也会促进和增强药物等其他治疗方法对身体的作用。

深筋膜等致密结缔组织卡压血管的现象，西医早就发现了，但仅仅局限于非常严重的局部的血管卡压现象所造成的疾病，还没有将深筋膜伸缩能力与血管卡压现象联系起来。西医观察的血管卡压病证主要有以下几种：前斜角肌综合征，是因为斜角肌间隙变得狭窄，卡压穿行其间的臂丛神经及锁骨下动静脉而引起相应临床症状的疾患；股骨头坏死，也是由相应的血管受到卡压所致；常见的网球肘之所以非常难治疗，也与运动引起的肌腱、韧带等致密结缔组织挤压了其内的小血管有关。

以上这些血管卡压现象因为非常严重且特异性强，所以被认识得比较深入。实际上更多的卡压现象没有这么严重但是卡压的血管非常多，更多的血管卡压现象轻微但弥漫全身，卡压的过程缓慢以致不易察觉。把青蛙丢进开水中它会立即跳出来逃命，把青蛙放到冷水中慢慢煮开，青蛙则会安详而死。深筋膜网络的紧缩就类似这样的情景。

我们的任务就是积极地、有规律地、反复地刺激和触动深筋膜，使身体自动地、及时地、持续地反应，产生积极的甚至奇妙的治疗效果。

中医对按摩的力量一直强调刚柔相济，均匀透达，就是要求按摩的力量非常大但又非常柔和，尽可能地少刺激皮肤，且将力量透达到机体深部的骨头上去，产生将骨头松开来的感觉，即中医所谓的"松骨"。

刺激身体时，足够的强度和频度，才能使身体产生足够的反应，这样才能改善身体的状态，达到防治疾病的效果。对刺激最好的反应，中医按摩称之为"得气"。那么什么是"得气"呢？"得气"就是刺激身体时出现酸、胀、痛的混合感觉。按摩身体产生痛感的差异是巨大的，主要分为两个极端：一是按摩的力量主要落在皮肤上，产生清晰难忍的表浅的锐痛感，使人厌烦；二是按摩的力量透过皮肤深入身体筋骨，产生模糊的酸胀钝痛感，按摩过后随之产生轻松愉快的感觉。后者才是我们按摩需要的最好方式和最好感觉。按摩产生的这两种完全不同的疼痛感觉，是由于在皮肤内和身体深部深筋膜内所分布的神经感受器种类和多寡不一样造成的。皮肤上分布着密集的神经感受器，所以定位精准，感受清晰，刺激皮肤就会产生锐痛。而身体深层的神经感受器种类均匀但分布松散，所以感觉模糊而杂乱。比如，刺伤皮肤会产生定位准确的锐痛，而胃溃疡的糜烂则产生定位模糊的钝痛。

注意

　　那种锐利的"生疼"的感觉不属于"得气"的范畴。"得气"的酸胀痛混合痛感是一种舒适的痛感，或者是刺激后即刻可以感觉到的舒适感。我在给一位13岁的法国小女孩做按摩时，她一开始就痛得哭起来了，我便停止了按摩。但是她对妈妈说是舒服的痛，想要继续做按摩。这个女孩所感受的痛就是"得气"的痛。后来她天天来找我做按摩。这个小女孩后来在电影《毛泽东与史沫特莱》里饰演史沫特莱女士。

　　按摩和针灸都特别强调足够的"得气"。针灸针刺入身体的时候会产生两种痛感：一种是进入皮肤瞬间产生的锐痛感；另一种是刺入皮肤以后到达身体深部所引发的酸胀痛感，又称"得气感"。前一种感觉是皮肤感受器感受的，后一种是深筋膜感受器感受的，这两种感受对身体的作用截然不同：前者的皮痛应该尽量减轻或者避免，后者对人体有益而应该尽可能强化。所以，针灸医生进针时都想尽可能快速进针，或者采用飞针的形式，都是为了使皮肤不产生过多的锐痛感；但是针灸医生进针以后就会不断行针来获得或强化酸胀痛的得气感。有了得气感才会获得疗效，得气感越强烈，疗效越明显。而按摩比针灸的适用面广泛得多，操作简便得多，而且几乎没有什么危险性，所以按摩更容易被广大民众所接受。比如肌腱和韧带，针灸针是刺不进去的，而两者恰恰会因为受力太多以致紧缩甚至拘挛得更为严重，更需要经常刺激使之及时松解。针灸针没办法刺入肌腱与韧带，但是按摩就可以尽情地揉拨刺激并有力地松解它们，从而有效防治肌腱、韧带的劳损。此外，针灸针毕竟要刺入身体，所以每次刺激的部位与次数有限，而按摩可以无限制地、反复地刺激身体，比针灸持久而全面。按摩的得气感往往会伴有舒爽的感觉，特别是人在获得强烈的得气感之后，会进入睡眠状态。传说中的"痛快"就是这种酸胀痛吧，深入骨头的酸胀痛之后就是沁人心脾的爽快，这也是本书介绍的"饮痛入眠"防治失眠的理论基础。

筋膜中存在大量的感觉神经末梢（感受器）和自主神经，对紧缩筋骨的揉按正是刺激到了这些因紧缩而密集龟缩的神经感受器，所以才会有比较强烈的复杂的及复合的酸、胀、痛的得气感。按摩后，这些紧缩成团的感受器随着筋膜的松解柔软而松散开来，酸、胀、痛的感觉会明显缓和，身体会越按摩越舒服。

按摩不会破损皮肤，在很大程度上它可以不称为医学，但是却能发挥医学的诸多治疗作用，不是医学胜似医学。

人法地，地法天，天法道，道法自然。人间医道首推自然疗法，自然疗法首推按摩疗法。分娩的奥秘凸显了按摩力量的神奇天然，无可替代。上天告诉我们：按摩身体是人们从出生到衰老永远的生理需要和心理需要。使紧缩的筋膜松解而又促进血液循环的方法，唯有按摩最快捷、最全面、最深刻。脱离了筋膜的羁绊，血液在血管里欢畅流淌，无微不至地滋养灌溉着我们的组织细胞，修复受损的组织细胞，既能防病又能治病。

凡是疼痛与麻木都可以考虑选用按摩作为治疗方法之一。按摩可以治疗疼痛，但是按摩本身也会产生疼痛，并且可以通过得气的痛感对身体健康产生积极的作用。麻木感则比较复杂，许多麻木感可以通过按摩产生良效。临床医生一听患者说有麻木感，就会认为是神经问题，就按神经问题治疗，治疗效果很有可能不好。其实，更多的麻木感是由深筋膜紧缩造成的，紧缩的深筋膜上分布着许多神经感受器，这些感受器感受到深筋膜的拉紧而产生莫名的感觉，按摩几次就能使之松解，这种麻木感就会大为改观。深筋膜造成的麻木一般呈片状，因为深筋膜就是呈片状分布，而神经的麻木往往呈放射状。我们在生活中如果有麻木的症状，最好先按深筋膜紧缩来处理，多多按摩松解深筋膜，结果可能又快又好。

产生得气感的按摩具有积极有效的对症治疗效果，这点非常重要，并且这种对症治疗的方式不会产生药物的毒副作用。临床应该多采用这些积极的按摩方式对症治疗，而不是过多地使用药物。对深筋膜积极的触动既可以产生积极的对症治疗作用，又可以不断改善身体内部多方面的功能状态，促进各种疾病的症状不断改善和功能不断修复。

消炎作用，不要以为仅仅是各种抗菌药物的专利，善于使用按摩也能取得积极的效果。按摩的消炎作用是通过活血来达到的，因为血液中含有丰富的消炎抗菌物质。针对皮肤疖肿、口腔肿胀等细菌感染，我经常通过手指对病灶边缘进行适当的挤压、刺激来调动病灶周围的血液循环，以求达到消炎抑菌的目的，加快炎症的消散与修复。通过按摩的反射作用，我们还可以治疗身体内部各种脏器的急慢性炎症，起到活血、消炎、消肿作用，促进病变组织修复和恢复健康。

按摩可以治疗许多的急病与重症，如小儿惊厥、心脏骤停、脑出血、中暑昏迷等。在紧急情况下，按摩可以非常迅速地挖掘和调动人体生命中的巨大潜能，让生命闪闪发光。

按摩可以有效延缓甚至抵御衰老。人体主要靠血液输送养料和清除废物，若毛细血管不通畅，人体组织脏器就会因此而衰老。按摩最能激活和促进气血的运行，及时、足够地供应各种营养成分，及时、完全排除各类代谢产物。根据用进废退原则，经常按摩能使微循环长久保持良好状态，使身体更健康、更年轻。

对很多疾病，寻找最敏感的痛点进行刺激，就能够调动身体积极的反应，得到很好的疗效。

在有效的前提下，我们需要使刺激更舒服，更持久，而不是一味地提倡痛的感觉，有时候，在人们身体能够承受的情况下给予适当的刺激强度就可以了。比如孕妇和小儿就需要控制得气的程度，需要用更大面积的刺激面以减少痛感，这就需要更多的用力技巧。

刺激的强度以能引起身体足够的、积极的反应为度，并不是越大越好，除非是抢救患者时。

自然分娩过程中，母亲子宫和产道对产儿的挤压是非常强烈的、巨大的，而且持续较长的时间。分娩时对产儿强有力的挤压，可以积极调动产儿的生命力和免疫能力，使得婴幼儿更健康、更聪明。

婴儿吃奶的力量看似很弱，其实是很强的，强到可以调动妈妈身体内的神经系统、血管系统、内分泌系统都发生反应，从而促进妈妈身体更快地修复和乳汁分泌。

我们是否可以根据婴幼儿吃奶、分娩过程这些现象来调整按摩强度和频度呢？

按摩刺激身体要逐渐加力，不断反复，并尽可能对身体进行全身性的刺激。对于住院患者，可以长时间不间断或者时断时续地进行刺激，使其身体得到尽可能多的、尽可能大的改变。

按摩不伤肝、不伤肾、不伤心、不耗能、不会阻碍身体正常的生理活动。按摩没有副作用！按摩最经济！按摩最方便！按摩最能普及！人人都有一双手，人人都能即时即刻给自己、给家人按摩身体，传达爱意，祛除病痛。按摩可以天天做，按摩可以随时做，按摩人人都能做。

正像我在《按摩现代歌赋》中所歌颂的那样：

> 原来身体许多弦，按摩就像调琴弦。
>
> 原来身体成网络，按摩调节可修复。
>
> 原来身体多宝库，按摩挖潜莫耽误。
>
> 刚柔相济是核心，新陈代谢是核能。
>
> 升值健康赛股票，保价身体超基金。
>
> 按摩本是人疗人，接受按摩能量增。
>
> 无药而治治未病，不治而愈治重病。
>
> 人间医道不是药，最好医学是按摩！

6 深筋膜松解原理——触动法则

自然疗法（松解或按摩、针灸、刮痧、拔罐、拍打等）的作用原理是触动法则。

触动法则的核心内涵是：任何形式的对身体敏感部位或者损伤部位的一定强度和一定频度的刺激，只要能不同程度地触动身体功能系统，就都能对该部位甚至全身产生保健和治疗作用；而对全身尽可能多的敏感部位的叠加刺激，就可以对身体内几乎所有的疾病产生调节、改善和治疗作用。按摩和针灸刺激身体产生的得气感非常重要，得气感越强就越可以深刻地触动身体。敏感部位一般都是阿是穴、损伤部位、敏感点等。敏感部位是说这些部位对刺激较敏感，容易得气，受刺激后容易引发和触动身体发生各种各样的反应，使身体自我修复或复原所有的功能甚至结构，达到防治疾病和保持健康的目的。

西医学发现，每一个有效刺激都会引起一些神经反射，每一次刺激既对局部产生影响，又必然通过反射发散到全身去。不断叠加刺激就能不断影响身体局部和全身。如果对全身许多的敏感部位都逐一进行叠加刺激，就能从不同的角度和层次持续触动身体，引起身体更全面、更深刻的调整。因为病变部位（包括内脏）对身体的触动会产生较正常部位更为强烈的应答反应，所以对全身叠加的重复刺激除了对身体全面的触动以外，还会对某一病变局部形成聚焦效应，深刻影响该病变部位，对这个病变部位产生治疗作用，我们称这种现象为病灶聚焦效应。全身状态的改善也会反过来有助于改善和修复局部组织器官的病理状态。

所有的反射效应都必定触动身体的自愈力。刺激身体可引发全身的反应，包括神经系统、血管系统、内分泌系统，以及一些内脏器官等的反应。在一定范围之内，刺激的强度越大，反应的强度也越大。局部刺激的叠加会引发身体更大、更持久的反应。如果对全身敏感部位都施以叠加刺激，或者刺激尽可能多的敏感部位，那么这些刺激的叠加总和对身体的触动和改善效果会更加深刻、厚重与持久。长久坚持这种对身体的深刻触动，就具有积极的防病、治病功效。

按·摩·注·意·事·项

（1）刺激一定要有足够的得气感，这样才能深刻触动身体。得气感足够强才能使机体产生足够强的应答反应，才能充分调动身体功能系统的积极运行。

（2）要刺激尽可能多的敏感部位，保证身体获得足够的、长久的、全面的触动。

（3）要保持经常性的对身体的刺激和触动，使养生与治病的效果得以叠加、累积、长久。

触动法则的关键点是，通过反复的、有效的刺激以深刻触动整个身体的功能系统，调动人体本身具有的自愈力，引发神经系统、内分泌系统、血管系统等快速反应，使之综合性地对身体进行修复，进而积极调整整个身体的运行状态，达到治疗疾病和修身、养生的目的。

触动法则强调刺激的量一定要足够强、足够长久。比如分娩时母亲通过子宫和产道娩出孩子的力量是巨大的，婴儿吃奶的力量也是孩子能够使出的最大的力量。中医按摩强调刚柔相济、至刚至柔，在最大的力量中融进最大的柔性。因为要用相当的力量才能深刻触动身体，但是力量太刚有可能只是一种蛮力，会损伤身体，也不利于持续采用。所以按摩的力量需要同时含有巨大的柔性，要尽可能使强大的力量柔和地达到要刺激的身体深处，这种非常强的柔力被称为"阴力"。刚柔相济是按摩技术的最高要求。

触动法则的一般规律是：刺激－反应－变化－疗效。

7　最有效的深筋膜松解方法——揉、拨与敲打

按摩手法要取得功效的关键是要松解紧缩的筋骨，要通过按摩过程刺激和激活身体的自愈力。揉法和拨法宜刚宜柔，亦深亦浅，可快可慢，易学易用，所以，特别推荐给大家。

做按摩与做家务有很多一致的地方，如都需要多动手，都需要用力的灵巧，都需要持久的耐力，都需要爱心的释放。一般医书中对按摩的叙述比较复杂，让人生畏。其实，按摩手法最好学，就像和面、擦地板一样，只要动手就可以做，并且动手越多做得越好。干家务活多的人学按摩往往就很快。

按摩手法最常用的是揉法、拨法、敲打法三种。

揉法——揉法最像和面。揉法是按摩中最重要的手法，有"一揉治百病"之美誉。揉法的关键是，按住肌肤带动局部一起在原地做环形运动。揉法是非常舒服的手法，可以用单个手指的指腹或者多个手指的指腹或者掌根等部位来完成。

拨法——用拇指指腹压紧皮肤下肌腱的边缘，然后用力划过这个肌腱，就像拨弄琴弦一样。

敲打法——用拳头或者用手指都可以。用手指的话，要张开四指，用四个手指的指腹不停地快速连续敲打皮肤，有点像鸡啄米。

推法——推法就像用力推一件很大的重物。用掌根或指腹压紧皮肤逐渐用力推过皮肤，要在皮肤上产生位移。推背、推肌肉、推督脉等都是这种手法。

搓擦法——最简单，就像搓澡一样，按紧皮肤来回擦，速度越快越好。这个手法主要用于皮肤按摩和面部美容。

指针——以指尖代替针灸针刺激肌肤。用指头按摩时刺激的速度快，刺激的感觉比针舒服，刺激的方式可不断反复，刺激的部位比针刺多，甚至连眼球上都可作用到。

8　阿是穴：深筋膜松解最重要的穴点

前面我们讲了得气，得气的部位往往就是痛点，痛点即中医所称的阿是穴。阿是穴既表示患病部位所在，又是治病部位所在。凡是痛点、胀痛点、酸胀点、不舒服的点，都是阿是穴。按摩阿是穴很容易得气，得气后就能对机体产生良好的作用。

西医按摩刺激的部位被称为敏感点，也就是中医所谓的阿是穴。西医通过对这些敏感点的按摩，发现结节消失并变软，且其引发的疼痛消失。刺激敏感点不但可以促进肌肉和筋膜松弛、缓解紧张，而且可以有效地消除疼痛和功能障碍。西医按摩的这种作用与中医按摩的松骨效应是一致的。

中医强调"以痛为腧"，就是以痛点为穴位。我们在临床按摩时，按阿是穴就可以了，至于中医十几条经络和经络上的几百个穴位，是专业针灸医生要探讨的事情，不是我们大众需要学习的。其实大多数穴位都分布在全身的阿是穴当中了。

穴位很难找，但痛点我们都可以迅速找到。按摩痛点就可以产生得气的感觉，只要得气就可以防治疾病。穴位固然难找，但也并不是找到穴位就能治病，刺激按摩不得气还是无效。而按摩痛点基本上都可以产生得气感，得气了就会有效果产生。经常刺激尽可能多的阿是穴，经常使身体得气，就可以达到防病治病的目的。

急性病的治疗一定要刺激得气感非常强的阿是穴，如此身体的反应才会非常迅捷和强烈，才能尽快产生急救效果。

9　自愈力：深筋膜松解治百病的原动力

人体有不可思议的自愈力，没有任何一个名医可以与机体的自愈力相媲美。病体痊愈归根结底要靠人体自愈力，日常保健更要靠自愈力。自愈过程是积极主动的，它不破坏机体的组织结构，而是调动可以调动的一切力量保证机体尽可能地正常运行。自然界有一个现象，污染的水体通过微生物降解及其他复杂的作用，可基本上自动恢复到原来的洁净状态，这个过程称为水自净现象。人体也有许多自然愈合现象，像感冒、淋巴肿大、细菌感染性炎症等疾病，发病以后经过一些不同阶段的自然过程，也会逐渐好转甚至恢复到正常健康状态。

深筋膜松解治百病的奥秘就在于更加充分地激活或促进人体自愈力，积极修复和平衡生命机能，达到保健身体、防病治病的目的。深筋膜松解对气血的积极调动可以使自愈力达到最强。

10　按摩部位 26 字令

按摩阿是穴很容易得气，形成较为强烈的刺激，所以阿是穴是按摩的第一刺激部位。阿是穴大多存在于肌腱和韧带这样的深筋膜组织上。我总结出"按摩部位 26 字令"，可以指导大家找到所需的阿是穴。身体上的阿是穴基本就存在于这 26 字令所涵盖的部位里。阿是穴常见部位就是按摩的常用部位，或者按摩这些部位能够比较容易找到阿是穴。

按摩部位 26 字令：

骨边缘，骨端点，骨缝凹陷附着点；
肌间隙，肌肉旁，肌腱韧带大筋旁。

就是说，按摩部位存在于病变部位或其附近的骨头的边缘、骨头的端点、骨缝中和骨头凹陷中，即在肌腱和韧带的附着点上；或者在病变部位或其附近的肌肉间隙中及肌肉旁侧，也就是在肌腱韧带或者大筋的旁侧。按摩这些部位就能按到阿是穴，就会有效果。

11 | 按摩的主要部位

从原则上讲，皮下脂肪层以下都是深筋膜，都需要我们的按摩刺激，只要刺激量足够就可以使刺激反射到全身去并产生一定的效果。但从反应强度和速度以及对身体的重要性来看，刺激不同部位的深筋膜产生的效果还是有很大区别的。

深筋膜密集的部位，例如厚实的、运动较多的肌肉，其上面的感受器也分布得密集。深筋膜会随着其包裹的肌肉运动量的增大而变得越来越紧缩，其上的感受器会随之越来越凝聚。这种状态下的深筋膜对按摩刺激特别敏感，所引发的身体反应就会越强烈、越深刻，防治疾病效果当然也会越好。

下面是人体上肢前臂横截面的解剖图，橘红色肌肉被白色的深筋膜层层包绕着，血管在深筋膜之间穿插并且也被深筋膜包绕着。深筋膜把它们包绕、分隔、固定在身体中，所以深筋膜的紧缩与舒张控制着血管的生活状态，决定着身体是健康还是有疾病。深筋膜的紧缩一般从两方面来影响血液的运行：一是大大小小的血管都与深筋膜伴行，深筋膜的紧缩会牵扯这些血管，造成血液运行的障碍；二是肌肉和内脏里运行着大量的血液，深筋膜紧缩后会将其所包裹的肌肉或内脏裹得越来越紧，从而造成血液进出障碍。这两方面都会使得局部乃至全身血液循环变得缓慢，影响全身组织细胞的血液灌注和滋养，最终形成身体功能状态的改变进而发生病变。

一般而言，根据肌肉丰厚的程度、肌肉运动量的多寡、身体迎风面的大小以及是否是肌腱附着点这四个要素，我们可以确定按摩刺激引发的得气感的强弱，以及防治疾病效果的好坏。肌肉丰厚意味着包裹肌肉的深筋膜分布得多而密集，深筋膜上的感受器当然也多；运

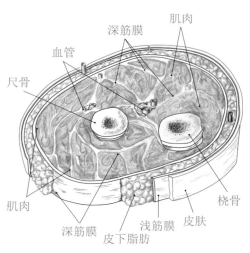

前臂横断面解剖示意图

动较多的肌肉，意味着包裹肌肉的深筋膜容易因运动的牵扯而变得更加紧缩与僵硬，致使深筋膜上面的感受器也随之凝聚成团；迎风面（例如身体前侧）的身体因为经常受到风吹雨打，该侧身体的深筋膜就会比背风面的深筋膜更为紧缩，感受器也会更为凝聚；肌腱附着点因为是肌肉发力的起点或终点，就像拔河比赛最后那位选手，感受的力量最为强烈，所以越靠近它的深筋膜和其上的感受器就越发聚集或凝聚。肩关节部位与这四个因素都密切相关，所以是我们按摩刺激的首选要冲。大腿前侧和外侧以及前臂内外侧与前三个要素密切相关，自然也是我们按摩刺激的要冲。活动量较肩关节还多的肘关节内外侧的肌腱附着点也是我们必选的要冲。小腿后侧肌肉是身体站立与行走的主要力量来源，是身体的"长工"，故小腿后侧的肌肉深筋膜也容易变得紧缩甚至僵硬，所以小腿后侧肌肉群也是按摩刺激的要冲。

相对来说，大腿后侧肌肉不迎风，运动量较少，深筋膜几乎完全松弛，感受器也难以凝聚成团，所以对按摩刺激的反应不会太大，自然不会成为按摩刺激所必需的选项。又如上臂的肱肌，其运动量远不及紧邻的肱二头肌、肱三头肌大，所以平时就比较放松，深筋膜紧缩的状态不明显，不能成为我们刺激的要点。肱二头肌的短头与长头比较，短头的运动量比长头大，致使肱二头肌短头腱受肱二头肌短头运动的牵扯而紧缩得最为严重，所以肱二头肌短头腱是肩部和上臂最为关键的按摩点。

综上，深筋膜主要的按摩部位分为两类：一类是肌腱附着点，一类是运动量多的肌肉群。

▶ 按摩深筋膜支撑点：肌腱附着点

人体内的内脏、肌肉、神经、血管等都被固定在人体骨架子上，并且是通过深筋膜包裹后附着于骨架子上的。深筋膜在骨头上的支撑点就是肌腱附

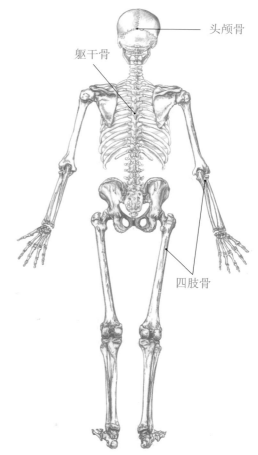

人体骨架解剖示意图

着点，所以肌腱附着点既固定了肌肉又支撑了深筋膜。深筋膜包裹肌肉移行于肌腱部位时融合于肌腱之中，最后根植于骨头上。或者说，深筋膜包裹肌肉移行于肌腱部位时变成肌腱再根植于骨头上。深筋膜与肌腱、韧带、关节囊都是同一种组织，即致密结缔组织，它们在不同的部位以不同的形状存在于身体中，我们可以将它们视为同一种组织。

附着于骨架子上的深筋膜因人体的生活、劳动、运动、陋习、年龄的增长以及环境变化，会被拉扯而变得越来越紧缩甚至僵硬，从而长久牵扯与压迫血管、肌肉和内脏，形成各种各样的疾病状态及至死亡。

形象点来说，深筋膜好像一件披在身体和肌肉上的衣服，需要扣子将之固定于身体上，而深筋膜支撑点就像衣服的扣子一样，附着于骨头上来固定深筋膜。

人体行动是靠肌肉的收缩带动关节的屈伸来实现的。肌肉通过两端的肌腱附着并嵌入关节周围的骨头上，肌腱附着点既会影响该肌肉的生活状态，也会影响附着其上的深筋膜的紧缩状态，所以，我们身体所有的肌肉活动都会在不同程度上影响着深筋膜的紧缩状态，从而影响与深筋膜紧密相关的血液循环，进而影响身体的健康状态。

人体身上的肌肉有 600 多块，有的活动量多，有的活动量少。上肢的一些肌腱附着点比较容易感受劳累和损伤，比如上肢的肩关节和肘关节就是容易受损的部位，故肩周炎、网球肘、高尔夫肘、学生肘、矿工肘等是比较多发的疾病。

肩关节最易受损的肌腱当属肱二头肌短头腱，这个肌腱附着在肩前的肩胛骨喙突上。上肢上举的主要肌腱附着点就在这个喙突上，所以上肢主要的深筋膜支撑点也在这个喙突上。这个喙突就是我们需要经常按摩触动使之松解的关键部位之一。肩关节周围附着了许多肌腱，像衣服袖子一样包围着肩关节，所以我们将附着且包围肩关节的诸多肌腱统称为肩袖。这些肌腱附着点的损伤和紧缩也会形成肩周炎。

肩关节是人体最灵活并且运动最多的关节，其周围的肌肉在每天的生活中需要完成许许多多的动作，这对这些肌肉的肌腱附着点会形成巨大的牵扯力

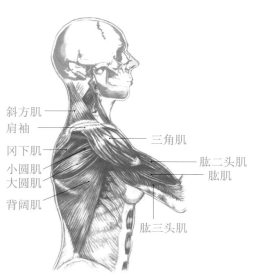

斜方肌
肩袖
三角肌
冈下肌
肱二头肌
小圆肌
肱肌
大圆肌
背阔肌
肱三头肌

肩关节肌肉与肌腱解剖示意图

量，造成肩关节周围肌腱附着点的紧缩与僵硬，甚至形成"肩周炎"病变。上图中的肱二头肌、肱三头肌、冈下肌、大圆肌、小圆肌等肌肉的肌腱附着点非常容易紧缩与僵硬，需要经常性的按摩使之松解。肩袖是三个肌肉的肌腱附着于肩关节的深筋膜的集合，也容易紧缩发硬，需要用较大的力量才能使之松解。我们可以采用拳击的方法经常击打肩关节周围。

还有一个几乎每天都可能发生的现象需要我们警惕。睡觉时盖在肩头的被子，往往在我们进入梦乡后，随着身体的翻动而滑落，导致肩部的肌肉、肌腱和关节因为没有足够的遮盖而受到寒凉的侵袭，长久下来，致使深筋膜变得紧缩。所以，肩关节非常容易劳累、紧缩、

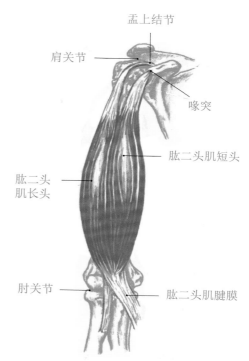

盂上结节

肩关节

喙突

肱二头肌短头

肱二头肌长头

肘关节

肱二头肌腱膜

肱二头肌短头腱与喙突关系解剖示意图

僵硬，甚至形成运动障碍（肩周炎），更为严重的是影响了全身血液的正常运行。

肩关节最多的运动是上举整个手臂，而掌管这个动作主要就是肱二头肌的短头腱，所以肱二头肌短头腱非常容易劳累和紧缩。肱二头肌短头腱上端附着在肩胛骨的喙突上，它的收缩对喙突的牵拉非常频繁，使得喙突部位与短头腱非常容易紧缩、僵硬、损伤。肩周炎最常见的疼痛部位就在肱二头肌短头腱及其附着点的喙突上。所以，肩关节四周的肌腱附着点需要经常按摩，使肌肉和筋膜松解，而肱二头肌短头腱更为需要。

脊柱每天承受着身体的重量，参与了各种各样的身体运动，附着其上的肌腱、韧带、筋膜、关节囊也都会或多或少发生劳累、失水、紧缩、僵硬、损伤的情况，需要我们按摩刺激来调整。

肌腱起止点的重要性在颞肌这里表现得非常清晰与形象。头痛大多是由颞肌顶部边缘的肌腱附着点的紧缩造成的，我们沿着顶骨下缘的颞肌附着部位按摩刺激颞肌的肌腱附着点可以很快治疗头痛。需要注意的是，按摩颞肌附着部位的顶骨，并没有危险性，如果你仅仅按摩颞肌中间部位的肌肉，不可能达到即刻祛除头痛的效果。颞肌覆盖下的颞骨非常脆弱，忌讳用力刺激。

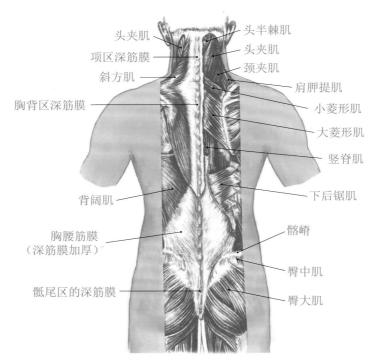

头夹肌
项区深筋膜
斜方肌
胸背区深筋膜
背阔肌
胸腰筋膜
（深筋膜加厚）
骶尾区的深筋膜

头半棘肌
头夹肌
颈夹肌
肩胛提肌
小菱形肌
大菱形肌
竖脊肌
下后锯肌
髂嵴
臀中肌
臀大肌

背侧脊柱浅层深筋膜解剖示意图

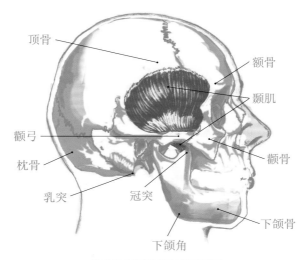

顶骨
颞弓
枕骨
乳突
冠突
下颌角

额骨
颞肌
颧骨
下颌骨

头部外侧颞肌解剖示意图

　　因为附着在肘关节上的肌腱功能分为两个方面，故肘关节的问题也分两个方面，一个是关于伸手的，一个是关于屈手的。与伸手有关的肌腱附着在肱骨的外上髁上，与屈手有关的肌腱附着在内上髁上。自然，肱骨的外上髁与内上髁也是相关深筋膜的支撑点。由于伸手与屈手的活动特别多，对于打网球的人来说，外上髁的肌腱附着点容易受伤，形成"网球肘"；对于打高尔夫球的人，内上髁受牵拉最多而容易受伤，形成"高尔夫肘"。学生写字和矿工挖矿，屈手、屈肘的动作用得多，所以内上髁容易受损，从而形成"学生肘"和"矿工肘"。有的小学生因为写字造成内上髁肌腱附着点损伤，使得肌腱附着点非常紧缩与僵硬，写几个字都累得要用劲甩甩手。

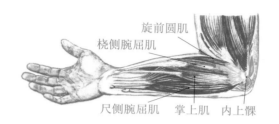

前臂内侧内上髁、内侧肌肉群解剖示意图

肌腱附着点这些深筋膜支撑点，需要我们经常揉按松解，这些附着点或者支撑点又是很容易刺激得气的部位，所以，按摩这些部位可以很好地帮助我们缓解不适，甚至治疗疾病。最主要的是，这些部位很容易找到，就连普通老百姓也可以很容易地通过按摩刺激这些部位给自己和家人带来健康和舒适感。

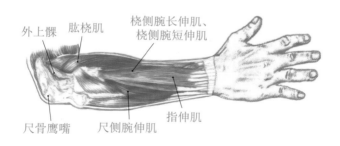

前臂外侧外上髁、外侧肌肉群解剖示意图

肱骨内上髁附着前臂内侧主要肌肉的肌腱，因每天不断重复地拿物、写字、挖矿、打高尔夫球而被频繁使用，以致肱骨内上髁受到非常多的力量牵拉，使附着点及其肌腱受到伤害，造成肌腱与深筋膜的僵硬和损害。

肘关节外上髁也附着有七条肌肉，做伸直手腕和指头的动作以及打网球的反向推挡的动作容易损伤外上髁肌腱附着点，形成网球肘。

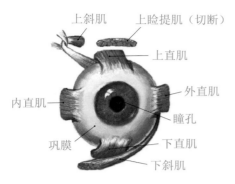

上斜肌　　　　上睑提肌（切断）

上直肌

外直肌

内直肌

瞳孔

巩膜

下直肌

下斜肌

眼球肌肉群解剖示意图

眼睛功能的正常发挥取决于眼球上的六块肌肉及其肌腱附着点的功能正常。人们一睁开眼睛就要运动眼球的这些肌肉，眼睛还随着我们的前行而迎风受累，故人最大的疲劳莫过于眼睛的疲劳。近视眼、青光眼在很大程度上就是因为眼睛劳累而导致的。解除了眼睛的疲劳，人们会感觉立即轻松一大半，所以，眼睛上的肌腱附着点需要我们经常按摩。眼睛上的肌腱附着点就是眼球最外层的巩膜。我们按摩眼睛时一定要将肌肉、肌腱、巩膜尽可能都按摩到。

▶ 按摩深筋膜敏感肌肉群

按摩松解身体上一些特别的肌肉，可以很好地松解紧缩的深筋膜，并且因得气感十分强烈，可以有效调动身体积极的反应以调整身体状态，取得积极的防病治病的功效，甚至特别适用于抢救各种急症、重症。这些特别的肌肉往往就是厚实的、活动量多的肌肉，我们称之为深筋膜敏感肌肉群，需要我们经常及时、全面、深刻地松解。这类深筋膜敏感肌肉群主要有上臂的肌肉群、前臂内侧和外侧肌肉群、大腿前侧肌肉群、小腿后侧肌肉群。我们很容易找到这些肌肉（群）并对其进行按摩和拍打，也可以用拳头击打，使之不断松解。故按摩深筋膜敏感肌肉群特别适合老百姓的保健和自我治疗。

前臂肌肉群掌管着手部的运动，而日常生活中手部的各种活动非常多，所以，前臂肌肉群及其筋膜非常容易劳累与紧缩，需要经常接受按摩刺激来松解。前臂肌肉丰富意味着包裹肌肉的深筋膜

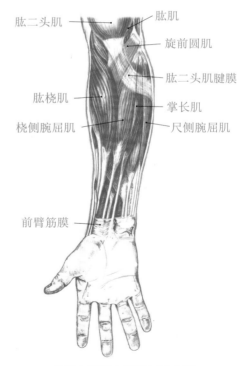

肱二头肌　　　　　肱肌

旋前圆肌

肱二头肌腱膜

肱桡肌　　　　　掌长肌

桡侧腕屈肌　　　尺侧腕屈肌

前臂筋膜

前臂内侧肌肉群解剖示意图

丰厚且深筋膜上的感受器丰富，故在紧缩状态下这些感受器更加凝聚，对刺激反应更加强烈，成为按摩刺激的要冲。比如晕车的时候及时击打前臂这些肌肉，可以有效防治晕车继发的各类症状。

　　前臂外侧的肌肉主要掌管手部的背屈，因为手部背屈每天的活动量非常多，包被这些肌肉的深筋膜非常容易紧缩与劳累，故前臂外侧是我们一定要经常按摩的主要部位，也是我们抢救患者时最常用的按摩部位。

　　股四头肌（股直肌、股中肌、股外侧肌和股内侧肌）是抬腿往前走的主要肌肉，每天的运动量大，自然容易劳累与紧缩，所以，在接受刺激时得气感非常强，是我们按摩调节身体的好部位。

　　大腿外侧没有肌肉，只有一张又宽又长的加厚的深筋膜，叫作髂胫束。整个大腿外侧都容易绷紧与劳累，究其原因就是大腿外侧的髂胫束出了问题。髂胫束主要的功能是在人体站立时维持左右的平衡，由于其每天做的功非常多，所以几乎所有站立行走的人都会出现大腿外侧的紧缩与僵硬，需要经常性的按摩刺激来使之松解，要用力推挤与揉拨，甚至用拳头或者器物击打才能达到足够的刺激使之松解。

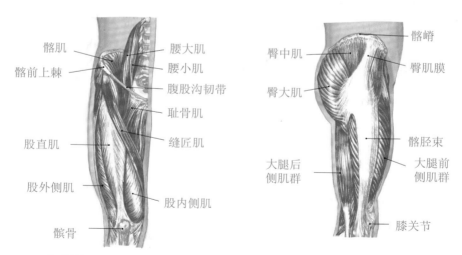

大腿前侧肌肉群解剖示意图　　　　　大腿外侧髂胫束解剖示意图

　　人体站立与前行主要靠小腿后侧肌群（小腿三头肌）发力支持。小腿三头肌位于小腿胫骨后侧，由比目鱼肌与腓肠肌共同组成，在小腿的上部形成膨隆的小腿肚，向下续为跟腱，止于跟骨结节。由于站立和行走非常消耗力量，小腿肌肉的深筋膜紧缩和僵硬的程度非常严重，甚至会在小腿肚里失水后形成鹅卵石似的拳头或鸡蛋

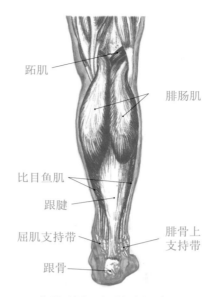

小腿后侧肌肉群解剖示意图

大小的硬结，按摩时会产生极为强烈的得气感，有许多人几乎忍受不了如同严刑一样的按摩刺激，但这样按摩小腿对身体的刺激和调整又是非常有效的。

　　拇指掌侧鱼腹状隆起的大鱼际，因里面分布有三块肌肉且每天的活动量很大，故也是我们按摩刺激的好部位。尺侧的隆起称为小鱼际，里面也分布着三条肌肉，但因为运动量较大鱼际肌少得多，所以紧缩状态较轻，对刺激的反应也弱得多。

　　掌骨之间的小肌肉运动量也多，也是我们按摩刺激的好部位。我经常用指尖挤进这些手背和脚背的骨缝中进行刺激，由此引起的得气感都比较强烈，是救治患者的有效部位。

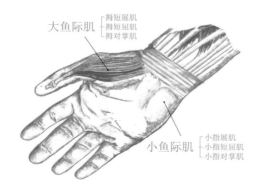

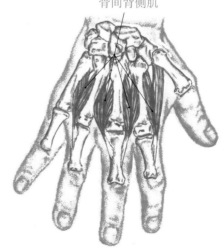

手掌大小鱼际肌肉群解剖示意图　　　　手背部深层肌肉群解剖示意图

颈部的大小肌肉非常多，因为要每天承托沉重的头颅，所以经常处于紧缩状态，需要我们想办法使之及时得到松解。椎动脉在椎管中运行进入头颅，而这些绷紧的包裹椎骨的关节囊、肌腱、韧带等致密结缔组织会因为紧缩而向内挤压椎动脉，影响到椎动脉内的血液运行，减少椎动脉对大脑的血液供应。可见，按摩松解颈部的深筋膜对颈椎病至关重要，对大脑的供血也至关重要，只有想尽办法使颈部的所有的深筋膜都得到足够的刺激，才能收获最好的效果。

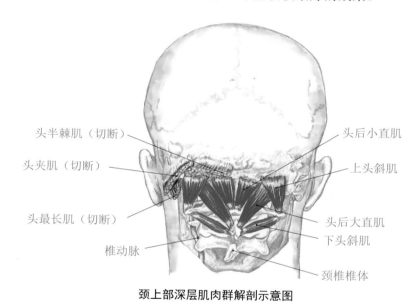

颈上部深层肌肉群解剖示意图

12 | 颈部之累——撑起沉重的头部

颈部直接裸露在外，所以比肩部更容易受到风、寒、湿、热的侵袭；加上颈部每天都要托着一个重重的经常晃动的大脑袋，且现代社会又是过度使用颈部的时代，使得颈部的肌肉、肌腱和韧带等每天的工作量非常大，所以颈部非常容易劳累和劳损。劳累和劳损相继，风湿和劳损叠加，互为因果，交互缠绕，使得颈椎疾患几乎成为所有人的麻烦。我接待的颈椎问题的最小患者是 7 岁的儿童。

因为颈部的过度劳累，人们对睡觉的枕头就变得重视起来。现在颈部整天都处于紧张、紧缩状态，整个颈部呈低头态，所以到了晚上睡觉的时候就需要抬头态的颈枕，以便尽可能使颈部得到充分的松解和休息。颈部松解的关键是使整个颈部的肌肉都放松下来，于是我们常使用的低头态的枕头就显得先天不足了。

枕头，顾名思义就是枕着头部，这个概念现在看起来非常不科学。当我们枕住头部的时候，就把颈部拉直了，颈部拉直就使得颈部的肌肉也拉紧了，自然进一步加重了颈部的劳累和劳损。

我们颈部的颈椎有一个向前的弯曲，称为颈曲。颈曲保持正常的弯曲（抬头态）就能保持颈部肌肉的松弛，如果拉直这个弯曲（低头态），颈部肌肉就会绷紧，就会受累劳损，人就很不舒服。正确的枕法是将整个颈部的颈曲充实地填满，目的是使颈部的所有肌肉放松、松弛。显然枕住头部的做法是错误的，枕住颈部才是正确的、科学的做法。

颈椎疾患必须十分重视颈曲，要使用相应的保持颈曲的枕颈部的枕头。从临床上来看，如果睡觉的枕头坚持枕住颈部，将能使颈椎疾患的治疗事半功倍。

颈部深筋膜的紧缩极大可能会压迫椎动脉，以致影响和减少椎动脉对大脑的供血，这或许是引发脑萎缩和脑痴呆的重要因素。

13 肩头之痛——健康制高点

五十肩是肩周炎的一个别称，多见于 50 岁左右的人。从临床看来，肩周的不爽并不仅仅存在于 50 岁这个年龄段，它其实存在于各年龄段，是一个很普遍的现象，只是自我感受和痛楚程度不同而已。

临床上风湿证表现最严重的部位是肩部，反过来说，如果一个人患有肩周炎就表明他患上了较为严重的全身的风湿证。即使一个人没有得风湿证，当他患上感冒的时候，全身特别是肩部一般也会呈比较紧缩的状态。感冒时身体的许多表现与风湿证很相像，所以，我治疗感冒与治疗风湿证的手法基本一致，都是尽可能多地按摩肩部使其松解下来，这样对感冒具有快速修复的作用。

肩关节是我们身体最灵活、使用最多、最容易感受风寒的关节，比较容易劳累和劳损。肩部的松紧与否、疼痛与否，是我们观察和治疗疾病的制高点，是我们防治疾病的关键点。

14 肠胃之长——健康生长点

肠胃是我们可以直接按摩到的内脏器官。中国有个一指禅按摩流派，具有两百多年历史，以按摩腹部治疗肠胃疾患和妇科疾患而闻名于世。

小肠是食物消化吸收的主要场所，小肠肠腔的管壁由内向外分别为黏膜、黏膜下层、肌肉层和浆膜。小肠黏膜表面积可达 200 平方米。巨大的表面积使营养物质能够在 1～2 小时内得以迅速吸收。小肠吸收的营养物质大都进入血管并由血管分布到全身去。伴随着小肠巨大的吸收面积，小肠的血管（包括动脉、静脉和微循环中的毛细血管）也非常多，血容量非常大。

我们身体的内脏器官大多隐藏在骨架内，双手触碰不到，所以给内脏按摩是非常困难的。但是，腹部的肠胃是可以用双手按摩到的，所以按摩对肠胃特别是小肠就显得非常重要。通过按摩对肠胃功能状态进行调节，既可以防治肠胃疾患，又可以调整全身的健康状态。

15　内脏虚与易"上火"的原因：风湿证

中医经常提到一些脏腑虚证，如肾虚、脾虚、胃虚等。这些所谓的虚证与风湿证有着密切的关联，甚至成因果关联。

风湿证中紧缩的深筋膜牵拉和压迫血管，将气血的"阀门"关小了，使得气血的供应变慢了、减少了，结果身体的组织器官就呈现出缺血状态，这些组织器官的功能因缺血而变得低下和羸弱，表现出临床所见的虚证。脾虚、肾虚等虚证本质上就是气血供应减少。

但是，虚证又会经常表现出上火的症状，究其根本还是因为气血运行受阻。血管系统是我们身体的"自动空调"系统，身体内生生不息的新陈代谢释放出大量的热能，例如心脏持续不断的跳动和肝脏持续不断的代谢都在持续不断地产生大量的热能，这些热能都需要通过血管内的气血运送到身体表面散发掉；继之身体表面的气血又将身体表面的凉爽输送到身体内部，中和身体内部多余的热量，从而保持体温的长久平衡。但是，当患上风湿证后，紧缩的深筋膜压迫血管使得气血运行变缓，体内的热能不能及时输送出去，而体表的凉气又不能及时、足够地输送进来，结果导致体内的热能异常集聚，从而表现出"上火"的征象来。这个火是虚火，本质上还是虚证，治疗的关键还是尽快松解紧缩的筋骨，这样才能从根本上降火祛湿。按摩是祛除风湿和消除虚火的极好的治疗手段。

16　按摩——风湿证的克星

风湿证病机的关键点是全身性的筋骨紧缩，如果想办法将紧缩的筋骨松解开来，就能顺利快捷地修复风湿病损。按摩最能够松解紧缩的筋骨，所以，按摩能很好地治疗风湿证。

风湿证不同于一般的运动损伤或劳损，它不是某一处或某几处部位的筋骨问题，而是全身性的筋骨紧缩问题。

风湿证治疗有五个难点：一是面积大，因为风湿侵袭的往往是整个身体；二是部位多，几乎全身活动多的筋骨部位都容易受到牵累；三是病证的经常性和反复性，因为环境和气候时时刻刻影响着我们的身体，加上日复一日的生活奔波和工作劳累，使得风湿如影随形般追逐着我们；四是病变部位比较深，风湿病损一般都位于身体深部的骨头上，特别是关节部位的骨头周缘；五是继发影响广泛与混乱，风湿证因气血的"阀门"作用使得全身的内脏、神经系统、内分泌系统等都因缺血而受到牵累，受累的这些组织器官发生的疾病反过来又会加重风湿的负面影响。

药物显然无法松解这些浑身上下、里里外外紧缩着的韧带、肌腱和深筋膜。针灸很难深入筋骨韧带，所以针灸刺激不可能对风湿证产生更好的疗效。火罐是利用罐内的负压吸力来刺激身体，这种负压吸力吸住的是皮肤和皮下组织，对深部的筋骨刺激显然太弱，所以也不是治疗风湿证的有效方法。刮痧对深层的筋骨也难以给予足够强的刺激，加上刮痧也不可能对全身做覆盖性的刺激，也不能反复使用，所以刮痧也不能作为风湿证有效的、经常使用的治疗方法。

按摩可以在全身进行，可以每天反复进行，可以准确地刺激到全身所有的韧带、肌腱和深筋膜；按摩的刺激强度和频度可以有效把控，按摩的方式方法多种多样，按摩可以随时随地灵活使用；按摩力可以透达骨膜甚至腹部的内脏，按摩引发的得气感可以反射性地影响包括心脏在内的所有内脏的功能状态；反复的按摩可以抵抗风湿的多发和反复。最重要的是，人人都有一双手，人们可以经常性地用自己的双手来给自己和家人按摩，从而最经济、最有效、最安全地防治风湿证。

即使是已经造成器质性损害的风湿病，也建议多多采用按摩疗法以经常刺激和触动身体，引发身体的自我调节和平衡能力，也许会产生意想不到的良好疗效。

17　反向按摩——四两拨千斤

有一次在外地出差，我因为劳累突然扭伤了腰部，虽然腰痛剧烈，但身边没有一个人能够帮助我，我急中生智，艰难地从自己的书包中翻出随身携带的墨水瓶，将墨水瓶瓶口朝上放在床上，用瓶口顶在腰部最疼痛的部位，过了一会儿，墨水瓶顶住部位的疼痛有些缓解，后来我不断移动瓶子以顶按不同的疼痛部位，直到整个腰部的疼痛都有所减轻，因伤痛而发硬的肌肉也变得松软。晚上，我在墨水瓶的止痛效果中不知不觉睡着了，第二天又能外出行走办事。就这样连续几个晚上，我就将自己的急性腰扭伤治好了。

这次遭遇给了我灵感，促使我在工作和生活中不断尝试着用类似的方法给自己按摩治病。我当上了自己的按摩医生，并不断尝试着采取类似的方法治疗自己的老花眼、头痛、失眠、网球肘、学生肘、风湿证、颈椎疼痛、腰背疼痛、肠胃疾病等。

自己给自己按摩需要借助于一些器物，如一本硬壳书，一个水杯，或者一个饼干盒，都能成为按摩用具，都能取得治疗效果，且对大病小恙都有效，既能解乏安神、止痛应急，又能防病治病，真的是信手拈来，出神入化。

这种借力借物给自己做按摩的方式叫作反向按摩，即主要借助于自身重力或自身助力的反作用力，采用家庭日常用具或相适应的特制器械给自己按摩，达到养生、美容、治病效果的按摩新方法。我从这种反向按摩中得到了健康，得到了舒适快乐，提高了工作效率。

记得有一个伟人说过，如果给他一个支点，他能将偌大的地球撬起来。反向按摩就利用了这个支点原理，我出差时治疗腰部扭伤所使用的墨水瓶就是一个支点。以墨水瓶这类简单的反向按摩器械作支点，借助于自身重力，我们只要使用少许的力气，就能够很好地按摩自己的身体。

反向按摩非常方便和实用，使用瓶子、棍子、椅子、手机等就能四两拨千斤，轻松去沉疴；几乎在任何地方，例如汽车里、床上、办公室、电脑前、旅行中都可以应用起来，解乏又止痛，养生还治病。

借用反向按摩器，我们就可以夜晚躺在床上寻找阿是穴，并对其轮番按压刺激，每个部位几分钟至半小时不等。腰背和下肢的阿是穴可以固定按压一个晚上。最痛的点上需要多加按压和反复按压。每次可以按压多个痛点，可以持续按压足够的时间，可以不断寻找不同的阿是穴和最痛的阿是穴。

18 ｜ 按摩后的肌肤反应

（1）皮肉疼痛。按摩后最常见的反应是肌肤疼痛，特别是对于第一次接受按摩的人来说。但经过几次按摩后，这种疼痛反应就会逐渐消失，并且会变得耐受。这种疼痛反应是正常的，因为按摩的时候为了使力透过皮肉达到深部组织器官里去，就可能对皮肤、皮下和肌肉造成些许微小损伤，引起皮肉的疼痛。皮肉微小损伤可以很快自我修复。

（2）皮下瘀斑。第二种常见的反应是皮下瘀斑。特别是对上肢肩膀周围做点状按摩后，会引起皮下瘀血点或块状瘀斑。这是因为肩膀周围的深筋膜或劳损感受风寒较重，紧缩与僵硬程度较严重，按摩时需要的力度比较大，反应的强度自然也比较大，所以容易引发局部微小血管的血液渗出，按摩力作用到血管使血管壁发生渗出或漏出，局部形成血样的斑块。这种反应也是正常现象。如果有些人凝血机制差，产生的瘀斑很多，那么就需要立即停止按摩了。

按摩后皮下瘀斑与刮痧疗法的瘀斑一样。刮痧后皮肤表面会出现红、紫、黑斑或黑疱的现象，"痧"的颜色的深浅通常是病证轻重的反映。较重的病，"痧"就出得多，颜色也深；如果病情较轻，"痧"出得少些，颜色也较浅。一般情况下，皮肤上的"瘀血"会在3～5天逐渐消退，再迟也不会超过1周。按摩不仅不会损害皮肤，而且由于这种方法可以活血化瘀，加强了局部的血液循环，会使皮肤变得比原来还要健康、美丽。应事先告诉受术者，按摩后会出现肌肤疼痛感和皮下瘀斑，让他知道这是正常的反应。

另外，极少数人按摩后可能会发生皮肤瘙痒，肌肉损伤，或者使原本的病情加重等，就需要暂时停止按摩，反应严重的还需要到医院就诊。

19 | 深筋膜网络带来的医学新思路

深筋膜网络这个崭新概念的提出，除了向我们指明疾病的发生与防治途径之外，还给我们带来了诸多的医学新思路。

（1）深筋膜网络的中西医交织标志着中西医具有巨大的互补融合性。

（2）深筋膜网络有助于解决亚健康这个社会难题。全身性深筋膜不同程度的紧缩，也许正是亚健康发生的原因所在。

（3）深筋膜网络有助于解决疑难杂症。有的人同时患有诸多疾病，很难同时治疗，这主要还是深筋膜网络紧缩的缘故。整个身体的深筋膜不同程度地绷紧，使得身体到处都缺血，结果到处都生病，表现出病的杂乱。所以，按摩通过松解全身的深筋膜，对疑难杂症具有非常好的疗效。如果我们在用药的时候，经常配合按摩，就一定会产生更好的效果。

（4）按摩深筋膜可以给大众带来真正的健康。大众健康与大众按摩才是我的初衷。我在临床上取得的非常广泛的、深刻的医学认识就是通过双手获得的。普通老百姓也都有一双手，他们完全可以用自己的双手按摩自己和家人的身体，给自己和家人带来健康和长寿。按摩一直没有被大范围地传播和被民众广泛应用，就是因为中医经络和穴位的专业性阻挡了民众的热情，民众都认为经络穴位太难找了，太难找准了，太难操作了，而且按摩不准会坏事，以致不敢按摩自己的身体。其实，按摩自己的身体应该像广场舞那样被民众所喜爱、所传播，我们需要按摩的并不是专业性很强的经络穴位，而是简单易操作的深筋膜网络。古代医生强调"以痛为腧"并重视阿是穴的应用，现代针灸医生发现刺激更多的部位会产生更好的效果。深筋膜网络概念的提出，将这些认识统一了，因为深筋膜几乎包含了所有的穴位、痛点等。深筋膜网络使民众更好操作，只要用手指或者其他用具深刻触动身体就能松解深筋膜，就能活血，就能产生防治疾病的效果。

（5）按摩深筋膜可以明显增强民众体质。2005年有一位医生求助于我，因为他三岁的早产女儿体质非常弱，经常感冒，几乎天天要吃药。我就给孩子按摩全身，每次10分钟左右，孩子很快就不用吃药了，感冒次数也越来越少。十年过去了，孩子变得非常强壮，参加市游泳比赛时还获得了好名次，且11岁时成为国家二级游泳运动员。

2011年5月，一个和我合作的50岁的男士身上发生了一件事，给我同样的启示，就是按摩对深筋膜状态的改变可以明显改善民众的体质。他开车的时候，握住方向盘的双手十指十分苍白，原来他患有先天性心脏病，肢体的远端供血不足。他连续被我的学徒们按摩了三四十天，结果奇迹发生了。当他再开车时，十个手指不再苍白，反而都变得红润了。他的先天性心脏病是无法改变的，但是每天的按摩刺激可以显著改善他全身深筋膜的紧缩状态，继之改善他的心脏供血，滋养心肌细胞，当心肌细胞的功能状态明显提升，心脏的供血功能明显增强时，身体远端就会获得更好的血液滋养，手指就变得红润了。

一位更年期女士通过半年的集中按摩，身体状态好多了，原来多发的感冒不但次数减少而且容易痊愈，口腔溃疡、皮肤过敏等现象逐渐消除，甚至过去经常给她洗头发的洗头妹都觉得她的头发硬实多了。

（6）深筋膜网络有益于对中医经络的解读。深筋膜网络很像古人所说的"经络"，因为它们有很多相似的点，一是贯穿身体的纵贯性，二是对身体健康状态的影响力，三是分布的广泛和密集程度，四是刺激后的反应性，五是与血管的密切关系，如此等等。诸多方面提示，深筋膜网络与中医经络具有极端相似性。深筋膜网络是不是古人所认识的经络系统，留待今后深入探讨。

（7）按摩刺激深筋膜应该成为临床对症治疗的必选方案。深刻松解深筋膜具有积极的、无可比拟的对症治疗效果，应该可以成为临床治疗方案之一，配合进入各种疾病的治疗之中。

20 松解深筋膜：走出亚健康

亚健康人群是一个很大的受众体。亚健康是指人体处于健康和疾病之间的一种状态。处于亚健康状态者，不能达到健康的标准，表现出一定时间内的活力降低、功能和适应能力减退，但又不符合现代医学有关疾病的临床或亚临床诊断标准。

亚健康的临床表现多种多样，躯体方面可表现为疲乏无力、肌肉及关节酸痛、头昏头痛、心悸胸闷、睡眠紊乱、食欲不振、脘腹不适、便溏（或便秘）、性功能减退、怕冷（或怕热）、易于感冒、眼部干涩等；心理方面可表现有情绪低落、心烦意乱、焦躁不安、急躁易怒、恐惧胆怯、记忆力下降、注意力不能集中、精力不足、反应迟钝等；社会交往方面可表现为不能较好地承担相应的社会角色，工作、学习困难，不能正常地处理好人际关系、家庭关系，难以进行正常的社会交往等。

世界卫生组织将机体无器质性病变，但是有一些功能改变的状态称为"第三状态"，我国称为"亚健康状态"。

亚健康的原因一直众说纷纭，莫衷一是。但是当我提出深筋膜网络概念之后，我的眼前一亮，我们身体里的深筋膜在越来越紧缩的过程中，就会形成亚健康状态，就是说，紧缩的深筋膜会使身体产生各种各样的不舒服，但又暂时没有形成疾病状态。全身深筋膜的紧缩状态极可能就是亚健康发生的原理所在，而这种状态过久就会产生疾病。这样来理解亚健康，最大的好处就是我们找到了防治亚健康的好方法，即采用深刻刺激和触动全身深筋膜的办法，松解全身紧缩和僵硬的深筋膜，使之舒筋而活血，往往可以立竿见影地改善和消除亚健康现象。无疑，老百姓自己通过自己和家人的帮助，也能达到积极防治亚健康的目的。

有些人把治未病也嫁接到防治亚健康上来，但他们治未病的办法就是吃药、吃药、再吃药，将治未病的过程当作买药吃药的过程是非常错误的，会形成有病吃药、无病也吃药、吃药又生病的恶性循环。而通过按摩身体来防治亚健康，来治未病，才是我们应该走的正确的健康之路。

21 健康幻想：打开身体，按摩内脏

我们身体上的筋骨会因为劳累、劳损而逐渐紧缩甚至拘挛发硬。我们的内脏大多由韧带和深筋膜悬挂固定在身体骨架上，而这些韧带与深筋膜也会因长久的

重力下坠而受累、受损变得紧缩拘挛，这些紧缩僵硬的致密结缔组织会压迫与挤压相应的血管，影响甚至减少内脏的血液供应，甚至会持久压迫内脏并直接影响内脏的生理功能，造成内脏的疾病。

无疑，内脏的这些紧缩的肌腱与深筋膜也一样需要松解，而松解这些致密结缔组织最好的办法依然是按摩，所以，我们的内脏也需要按摩！

其实，按摩内脏在中医历史和西医历史上都是真实存在的。

中国古代医者早就有通过按摩内脏来治疗一些内脏疾病的记载。透过柔软的腹部可以直接按摩肠胃和子宫，我们古代流传下来的一指禅按摩就以按摩腹部治疗肠胃疾患和妇科病而闻名天下。

西方医学为了抢救心脏骤停，发现和使用了行之有效的心脏按摩。心脏按摩又叫心脏按压，分为胸内心脏按压和胸外心脏按压两种。胸外心脏按压不必开胸，没有手术处理过程，随时随地都可应用。具体方法是：在胸骨处施加足够的压力，使得胸骨下陷并直接按压到心脏，使其排空，当按压力量解除，胸骨又回复到原来位置，胸内负压增加，促使静脉血回流至心脏。如此反复有节奏、带冲击性地按压心脏，就可以维持血液循环，激活心脏的跳动和全身的血液循环，起到急救作用。胸内心脏按压需要通过手术打开胸腔，直接按摩心脏解救心脏骤停，这样的效果比胸外心脏按压当然好，但是开胸手术费时费力、难度大。

我在按摩实践中就常常幻想，如果科技发展到相当的水平，动手术变得非常简单而快捷的话，我们就可以经常将我们的身体用手术剖开，定期、直接地按摩身体所有的内脏，使内脏的所有的深筋膜、韧带变得柔韧而温顺，内脏的筋膜乱象得到理顺，内脏的血液循环保持畅通。按摩内脏使得我们的内脏、身体非常爽快，这样我们的身体一定会因为血液饱满的灌注而保持年轻新鲜，组织器官因此可以保持得非常健康，那样，我们可能真的会寿比南山了。

22 ｜ 松筋拍打棒的制作方法

拍打身体是我坚持了 40 年的按摩方式之一。起初，我是用擀面杖拍打身体，但因为擀面杖太坚硬而需要许多技巧，也不适宜推广普及，所以，我才研制了柔软的拍打棒。下图是我使用了 20 年的松筋拍打棒，可用来拍打腹部、四肢、背部，以消除疲劳，活血祛湿，使身体舒爽，还能减肥瘦身。任何人都能用松筋拍打棒拍打身体，好学好用，老少皆宜。松筋拍打棒已经成功申请了专利。

制作：将不同质地的胶管套在 30 ～ 40 厘米的竹竿上；再将三根套好胶管的竹

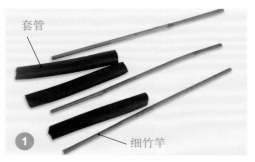

套管

细竹竿

①

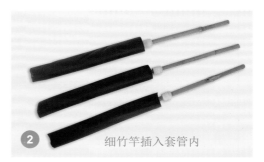

② 细竹竿插入套管内

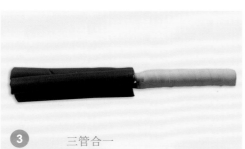

③ 三管合一

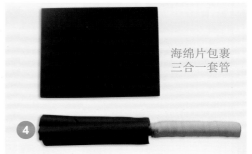

海绵片包裹
三合一套管

④

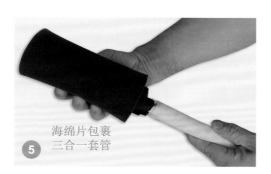

海绵片包裹
三合一套管

⑤

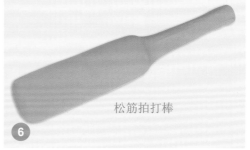

松筋拍打棒

⑥

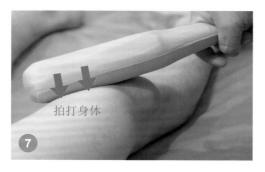

拍打身体

⑦

竿绑定在一起，在外面包上海绵片；最后用棉布包裹并固定好。经过上面三个步骤就做成了一个可用力拍打身体的拍打棒。

套管可以是海绵的、塑胶的、硅胶的等不同的制品，但是我们在经过20年的临床实践后还是选用了比较柔软又坚韧的硅胶，因为硅胶的韧性足，拍打透入的深度比海绵要好得多。

条件不允许的情况下，也可以将报纸和杂志卷起来扎紧拍打身体，可通过卷的松紧度来调整拍打时的舒适状态。2010年，我在深圳某单位做健康讲座时介绍了这种方法。这个单位原来各种杂志堆积如山，后来竟然都被大家制作成拍打棒互相拍打直至打烂用完了。深圳气候炎热使得人们不得不长时间使用空调冷气，但又给身体制造了各种各样的不适感，针对此拍打可以迅速改善之。

23 松筋按摩锥的制作方法

拍打棒之后我又研究出松筋按摩锥。拍打棒拍打的是片状，按摩锥则是点状，且透得深，打得精准，二者各有所长。松筋按摩锥主要用来点状刺激关节缝隙中的深筋膜和关节囊，更适合刺激调整关节及其四周缝隙里面的韧带和关节囊。我们也可以用收住笔芯的圆珠笔尖端透入关节缝隙击打或者挤压里面紧缩受损的筋骨。下面是松筋按摩锥的制作方法。

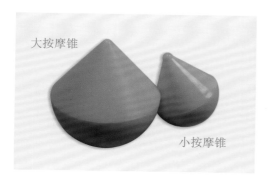

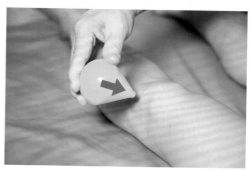

作用：点状深入地刺激身体，特别是关节周围的缝隙，防治损伤和疲劳。

制作：根据按摩最高准则——"刚柔相济"原则，用有相当硬度但又柔韧有加的硅胶制成松筋按摩锥。主要是根据手指的软硬度来选择硬度，可做成不同大小以供不同部位使用。可以击打身体诸多部位和关节缝隙，既有力又舒服，好操作且效果好。

24 松筋按摩球的制作方法

按摩球有许多作用，既可以治疗各种扭伤，又可以促进睡眠，具有广泛的应

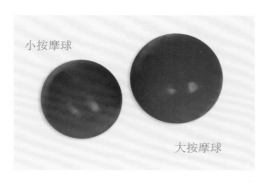

小按摩球

大按摩球

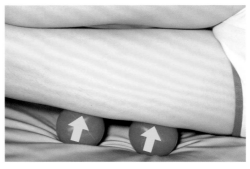

用价值。之所以制成球状体，是因为其垫在身下在人睡着后可以随着身体的翻动而滚动开去，不至于总按摩刺激一个部位。

作用：松解与刺激深筋膜，于睡卧时垫在身体下面刺激身体不同部位的深筋膜，特别适用于大众业余时间的保健治疗，消除疲劳与伤痛于睡觉及闲暇之时。

制作：采用相应硬度的硅胶或者塑胶制成，大小可根据身体的不同部位而定，主要根据手指的柔韧程度来决定材质的硬度。

25 眼睛松筋按摩器的制作方法

我用按摩技术按摩眼球，使患者的近视眼、老花眼、青光眼都受到了良好的治疗，但是，这样的按摩技术难以大面积地普及和推广，所以，我就研究出了眼睛松筋按摩器。这款按摩器不管男女老少只要拿上手就能应用，且能产生效果，甚至比我按摩眼球的效果还好。

作用：松解眼球上的"筋"，即眼睛上的致密结缔组织，改善眼球的生活状态，防治近视眼、老花眼、用眼疲劳，积极改善视力。

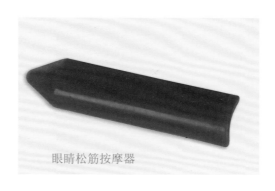

眼睛松筋按摩器

制作：将软硬相当于手指指腹硬度的硅胶，制成孩童喜爱的类似铅笔样的按摩器，既可以像食指般深入眼眶内按摩眼球，又可以像拇指指腹般贴在闭着的眼睛上压按和揉拨眼球，并且不会被当作武器打斗而伤害眼睛与身体。

26 ▎颈脸复合枕的制作方法

颈脸复合枕，是我根据从医四十年来的观察和认识而自行研制的独特的枕头，综合了仰卧的颈枕及侧睡的脸枕，可确保仰卧位头颈部呈抬头状，能强有力松解颈椎僵硬，可防治颈部的劳累和肩部的不适，对颈椎病有一定的治疗作用。在二十几岁的时候，我就听说过西方医学的生理性小枕，即专门垫在颈部，支撑起颈部原本的颈曲的枕头。我一直对市场上的枕头非常关注，但是一直没找寻到满意的生理性小枕。我自己曾尝试性用荞麦壳制作成这种枕头，垫在颈椎下面，对颈椎的疲劳和僵硬有一定的松解效果，但是，由于荞麦壳的移动性，枕头往往在下半夜就变形，并不能完全托住颈椎，使得我自己的颈椎在下半夜时十分难受。再就是，生理性小枕并不能满足侧睡状态时颈椎平直不歪头的要求。就这样，我不得不自己研究制作枕头。我制作了能有力支撑颈椎的不同质地的颈枕，以适应不同人群的不同要求，包括高回弹海绵、EVA 橡塑制品、木头等，来保持睡眠过程中对颈曲的持续顶举。颈枕的关键就是保持睡眠状态下的仰头态，因为低头态睡眠与低头态工作一样对颈椎有害无益。针对侧睡，我选用了柔软但又能有力托举脸面的高回弹海绵来制作枕头，

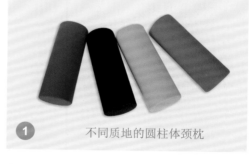

❶　不同质地的圆柱体颈枕

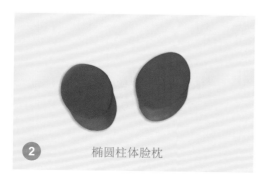

❷　椭圆柱体脸枕

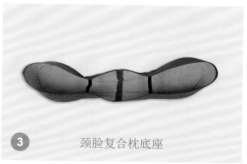

❸　颈脸复合枕底座

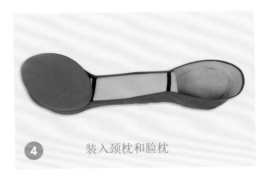

④ 装入颈枕和脸枕

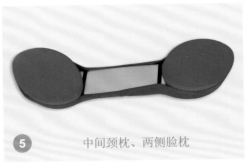

⑤ 中间颈枕、两侧脸枕

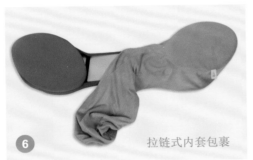

⑥ 拉链式内套包裹

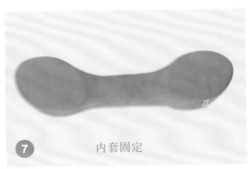

⑦ 内套固定

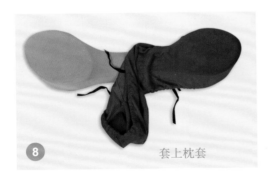

⑧ 套上枕套

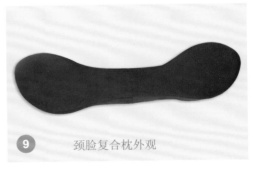

⑨ 颈脸复合枕外观

侧睡上去的时候，脊柱的延长线一直到头顶都是呈直线状，没有歪脖子的现象发生，而又让面部皮肤感觉非常舒适。做枕头既要照顾颈椎的颈曲与舒适性，又要照顾对脸面的托举和舒适性，所以我将自己制作的符合这两个要求的枕头取名为"颈脸复合枕"。我现在睡觉时躺在颈脸复合枕上就有一种幸福的感觉。

　　颈脸复合枕采用能产生稳定而持久力量的高回弹海绵、EVA 塑胶制品、圆木头等材料做成。其中圆柱体横置做颈枕，以其圆弧面有力托举颈曲可达到放松颈椎的效果；椭圆柱体竖放，以其平面安置脸面使侧卧脸面平整而平直。这样人们在睡眠中，既可在仰卧时保持颈曲和颈椎松弛，又可在侧卧时使颈部和脸部平整而平直。

作用：有力托举并保持仰卧位颈椎的颈曲（仰头态睡眠）与侧卧位脊柱和颈椎的平直，松解颈部的僵硬与疲劳，使颈部、头部和脸面舒爽，促进睡眠。

制作：根据人们的不同需要选用高回弹海绵、塑胶、木头等不同材质，制作成直径 9 厘米的圆柱体的颈枕。另外

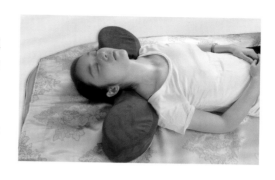

选用高回弹海绵做成椭圆柱体的脸枕。选择一种合适的颈枕和两个脸枕放置在底座里，脸枕呈向外 45°角放置。将底座罩住并固定好，即合成为"颈脸复合枕"。

采用不同质地的物质制作成按摩产品，基本要求就是"刚柔相济"，既要有硬度、有力量，又要有柔性、弹性、韧性，即所谓至刚至柔。随着现代机器人的发展，我们还可以研制出按摩机械手、按摩机器人等更符合现代人全方位要求的按摩产品，使我们回到家就能享受到最完美的按摩服务和按摩治疗。

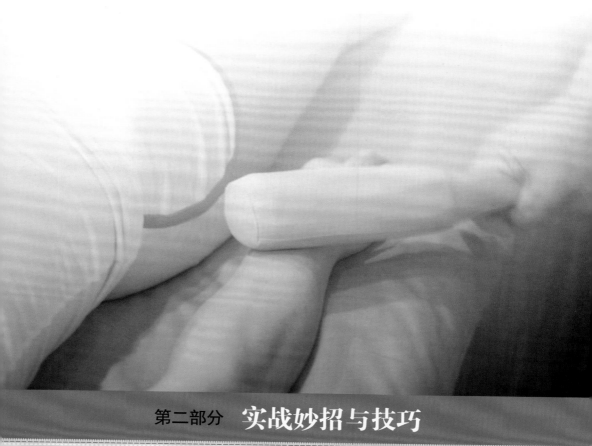

第二部分 实战妙招与技巧

　　本篇所讲，皆是我多年来采用深筋膜按摩疗法彻底治愈或疗效非常明显的病例。这里既有对慢性疾病的治疗，更有对急性病与危重病的救治。我按摩过自己，也按摩过千千万万的人，我深刻体会到了深筋膜按摩疗法在我病残的躯体上发生的神奇变化，见证了千千万万的人通过深筋膜按摩疗法走出病痛的巨大喜悦，我深信深筋膜按摩疗法的功效！

　　更为重要的是，深筋膜按摩疗法极其简单，刺激部位很容易找到，不像中医专业的经络和穴位那样难以定位。人人都有一双手，人人都可以学会！

按摩是人类最早发现和使用的治病方法，是自然而然形成的。在人类进化中，人们有了病痛和不舒服，自然就会去摸摸、去揉揉、去拍拍，这样减轻了痛苦，使身体变得舒服。中国的按摩与西方的按摩是在完全不同的医学思想下各自独立建立起来的，但都是人类共同的健康发现。

☞手法操作要点

1. 刚柔相济。所有的手法都要尽可能地既有力量又很温柔。刚柔相济是不是很矛盾？看过大狗充满爱心地叼着自己的调皮小狗回屋吗？大狗叼小狗时，要用力才能叼得起，但是又不能伤害到小狗，所以，大狗又需要恰到好处地温柔地含着小狗，既要有力又要温柔，拿捏有度，刚柔相济也。

2. 不要将力量停留在皮肤上，而是透过皮肤透入到筋膜和骨头上。建议用毛巾隔着皮肤用力，这样增添了柔性与舒适性，有益于操作。除了面部的按摩和需要滋润膏体的按摩之外，其他按摩最好都用毛巾隔着用力。当然，如果穿着单衣单裤就不需要毛巾来隔着了。

3. 按摩的目的主要有两个：一是使受刺激部位松解与血流通畅；二是刺激引起的得气感传到身体里面去，以调整整个身体的功能状态。

4. 在疼痛能忍受的情况下，力量大一些为好，这样引起的身体反应会大一些、多一些。如果力量不够就增加刺激的时间。

5. 一般而言，每个部位所受的刺激可以是几下，也可以是几分钟，只要不使皮肤破损、不引起反感，就可以多刺激一些。最好每天都按摩身体，使身体尽可能长久地保持在舒适的健康状态中。疾病状态下就需要更多的按摩调整。

6. 我们可以把生活中的经验运用到按摩之中，一般不会出大错。万一按摩有些过头儿，自己可以调整。多操作就能熟能生巧。

总之，按摩就是使身体产生足够的反应，在可以承受甚至舒服的范围内选择按摩需要的力量、时间和器械。不要担心按不准，不要担心起反作用，尽可能多按摩身体不同的部位，坚持经常按、反复按、相互按，既使身体舒爽又防病治病，何乐而不为！

一、危急重症

1 | **冠心病的按摩防治**

功效：改善心脏微循环，改善心肌供血能力，改变心脏的消极状态，增强心肌的收缩能力。

方法 1：四肢按摩刺激法——按摩刺激四肢的任何部位，但以运动较多的部位为主，比如肩部，上臂前侧和外侧，前臂内外侧，大腿前侧和外侧等，通过得气感的反射引发身体的积极调整，以及全身血液循环的改善而间接改善心脏的血液循环，增强心肌细胞的血液滋养、心肌细胞的收缩能力。

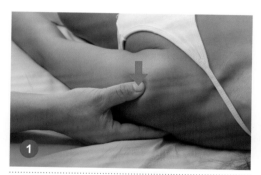

用拇指指尖揉拨深层的肌肉与筋膜

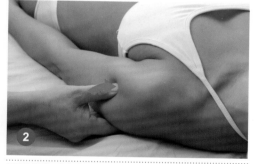

用拇指指尖揉拨上臂外侧和前侧的深层，尽可能使人能接受又有较为强烈的得气感

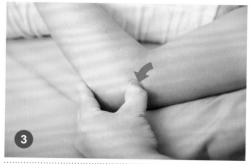

用拇指指尖揉拨刺激肘关节外上髁的肌腱起止点，在可以忍受的情形下尽可能用力大一些

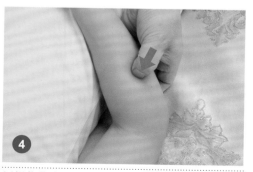

用拇指指尖推挤、揉拨前臂诸多的肌肉边缘，得气感往往较为强烈

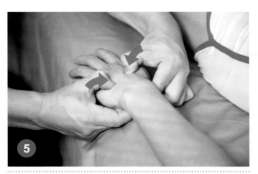

用指尖掐挤、推按、揉拨指缝、骨头边缘，得气感强烈但又较为容易接受

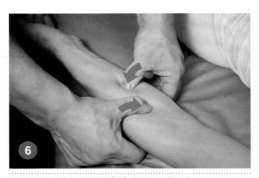

用指尖推挤、揉拨前臂内侧肌肉群

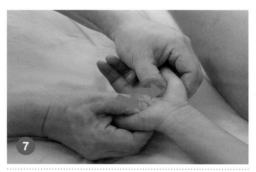

用指尖揉拨刺激鱼际肌这类丰厚的肌肉群

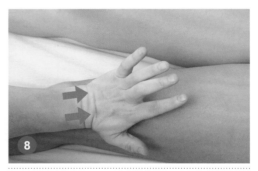

用掌根按压、推挤大腿前侧肌肉群，得气感十分强烈

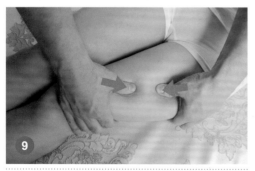

用拇指指尖推挤、揉拨大腿前侧肌肉群

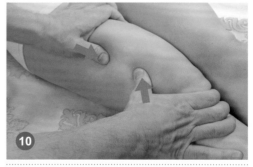

用指尖推挤、揉拨大腿外侧的髂胫束，得气感十分强烈，注意刺激的强度以能忍受为度

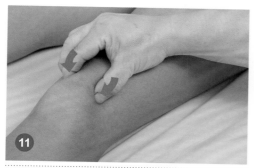

用指尖掐按、推挤膝关节周围的肌腱附着点，得气感强烈

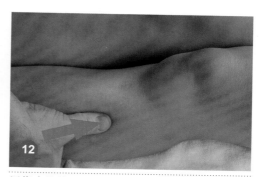

用指尖推挤、揉拨小腿前侧的肌肉

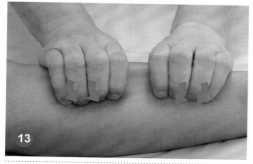

用指尖刺激小腿内侧和外侧骨头边缘的深筋膜

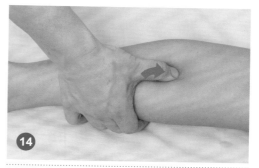

用掌根或者指尖推挤、揉拨小腿后侧的肌肉群

方法 2：全身击打法——主要击打身体肌肉丰厚处，在能承受的范围内反复刺激身体，以求改变身体的生理状态，改善心脏的功能状态。

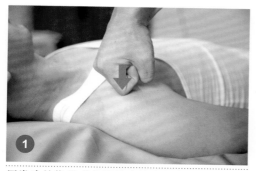

用拳头的指骨或者指骨尖端击打肩周，特别是肩部的前侧和外侧，得气感强烈

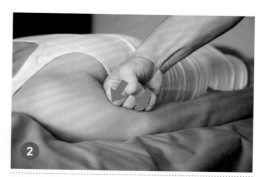

用拳头击打上臂前侧

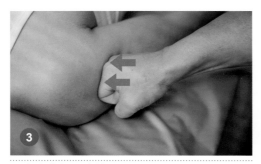

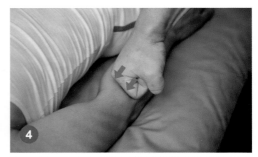

用拳头击打上臂外侧

用拳头击打前臂内外侧肌肉群与深筋膜

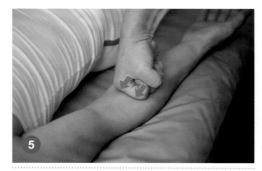

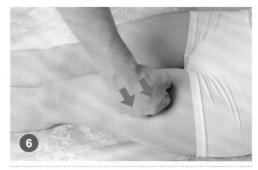

用拳头击打前臂内侧的肌肉群和深筋膜

用拳头击打大腿前侧的肌肉群

叮嘱：

按摩刺激有心脏疾病的患者时，要注意刺激的强度以能接受为佳，若刺激的强度较低就要增加刺激的时间。保持经常性和长久性的按摩刺激，可促进全身血液循环的积极改善，就一定有益于心脏功能的改善。原则上说来，得气感越强，对心脏本身的血液循环包括微循环的积极刺激和改善作用越强，但是过分的刺激可能会使心脏疾病患者难以承受，所以要循序渐进，由轻到重，通过观察患者的反应与承受能力，来调节刺激的强度。

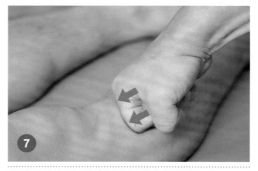

用拳头击打小腿前侧的肌肉与深筋膜

故事：

　　20世纪80年代，湖南医科大学附属第一医院针灸科邝主任，采用密集针刺的"逐点针刺法"，刺激自己的四肢，完全不用经络穴位的部位，结果显著改善了他自己的冠心病。针刺的要点就是要有可以引发身体积极反应的得气感，逐点针刺法的密集刺激，我们完全可以替换成更为密集的、反复的按摩刺激法，来改善全身功能状态和心脏疾病的病理过程，产生积极的功效。

2　心衰急救中按摩的积极作用

　　功效：改变患者全身的功能状态，改善全身的血液循环，增强身体的应激性与调整能力，促进身体消肿利尿，改善心肌细胞的供血状态，增强心肌收缩能力，使患者的身心舒爽，挖掘身体的潜能，改善和松解肺部支气管平滑肌的痉挛状态，改善呼吸状态，促进睡眠。

　　方法1：肩部刺激法——肩部的肌腱、肌肉、筋膜是刺激的重点之一，由轻到重反复地按压、揉拨肌肤深处。心衰急救患者不能俯卧，所以以刺激肩部和大腿前侧为主。

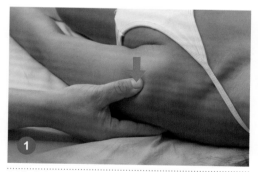

用指尖揉拨、推挤肩关节周围的肌腱附着点，得气感十分强烈

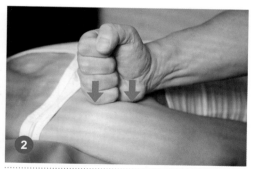

用拳头击打肩周和肌肉群，刺激感以能接受为佳，当揉拨刺激法使患者感觉太痛不能继续的时候，可以采用击打法，击打方法的刺激时间短暂，容易被接受

　　方法2：前臂与指骨缝刺激法——在前臂内外侧肌肉丰厚处尽量密集、反复地刺激触动深筋膜感受器，以期引发身体内部的不断调整。指骨缝与鱼际肌的挤压反应也很强，应该多刺激。

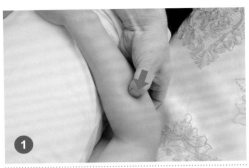

用指尖反复揉拨、推挤前臂后侧的肌肉群和深筋膜

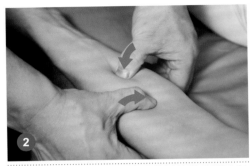

用指尖反复揉拨、推挤前臂前侧的肌肉群及包裹这些肌肉的深筋膜

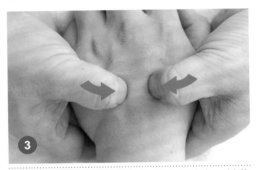

用指尖掐进手背部的骨头指间的缝隙中，刺激里面的肌肉和深筋膜

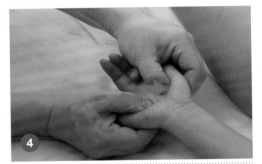

用指尖推挤、揉拨手掌掌面的大小鱼际肌

　　方法3：大腿前侧与外侧刺激法——这里是重点，心衰患者常半躺着，所以大腿比较容易进行按摩与刺激。按摩的主要技术就是不断按压拨动脂肪层下面的深筋膜，密集、反复地将整个大腿前侧和外侧都刺激到，按摩刺激肌肤深层。

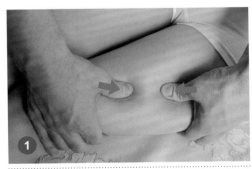

用指尖推挤、揉拨肌肉与深筋膜，将整个大腿的前侧都刺激到，反复由轻到重地刺激

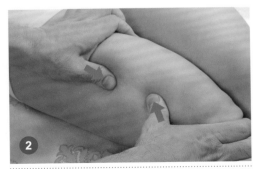

用指尖挤压、揉拨整个大腿外侧，而不是外侧一条线，反复、全面地进行刺激

方法4：小腿与脚掌骨缝按摩刺激法——小腿两侧的骨头边缘以及后侧的肌肉边缘，尽可能反复、密集地推挤、揉拨刺激。挤压与揉拨脚掌趾缝的得气感较强，可反复使用。

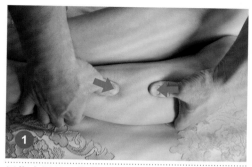

用指尖揉拨、推挤小腿前侧的肌肉与深筋膜

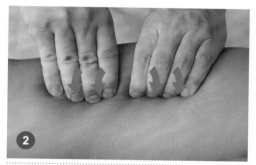

用指尖掐进肌肉与骨头之间的缝隙中，一阵一阵地推挤骨头以刺激骨头上附着的深筋膜

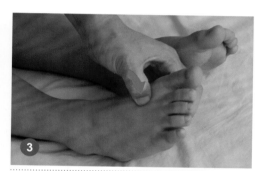

用指尖挤进脚背部的骨缝之中，挤压缝隙中的深筋膜和肌肉

方法5：及时更换患者汗湿的衣物，多与之交流。可用木梳多梳整患者头部，刺激到头皮的深筋膜。

 叮嘱：

心衰患者非常需要按摩刺激来调整整个身体的功能状态，经常不断的按摩刺激，既可以强化身体的自愈力，又可以促进药物的疗效。生物体的状态不同会使得药物嵌合及其效力完全不同。

保温，换衣，保持干爽的生活环境，这些都是非常重要的治疗环节，不能让潮湿的衣物耗费患者宝贵的能量去烘干，万不可以仅仅依赖药物治疗心衰疾病。潮湿衣物也许是疾病迁延不愈和反复加重的重要原因。

告诉医生患者真实的生活状态和用药细节，以免误诊、误判、误用药物。不要在这第一关就败下阵来。

要给患者积极的助力，不要干等其自生自灭。要积极陪侍患者，不让他们感到孤独。

按摩身体时产生的酸胀痛感很重要，这种由身体深部深筋膜感受器产生的感觉，可以更为有效地引发身体的积极反应。那种不专业的手法造成的皮肤感受器产生的生疼感，虽然没那么舒爽，但也是有用的。当然最好是尽量克服摩擦皮肤产生的这种生疼的感觉。

📖 故事：

这个故事的名称就叫：心衰患者急救中自然疗法与现行观念的冲突。

我87岁的父亲在岳阳市某医院住院检查肠胃时，因交叉感染患上重感冒，诱发急性心衰伴发严重哮喘，住进该院最高级的重症监护室（ICU）。我从深圳坐高铁赶回岳阳想参与急救，但是ICU明文规定禁止亲属进入，冲突由此展开。

首先，是我的兄弟的不信任。他们在我从深圳准备上高铁时，听说我一定要进ICU给父亲按摩救治，就喝令我不准回去。显然，他们不认为我的按摩能救命，只是让我看老爸最后一眼而已。其次，还有许多观念上的严重冲突。我说老爸的心脏收缩力原本是不错的，他们认为老爸的心脏像一盏即将燃尽的油灯；我说老爸每天坚持上四楼本身就锻炼了心脏的功能，他们认为老爸不该每天上楼而应该待在家里；我说应该尽快转院或者转普通科室，我的按摩和我们的细心照料加进去会大大增强治疗功效，他们认为这个ICU是岳阳市最高级的抢救中心，里面医生都是绝对的专家，所以这个星期绝对不能转院；我说我是有40年临床经验的医生，他们说ICU是专门救治危重患者的，言外之意，我只是一个按摩医生而已。但是医院ICU的医生说我父亲的心脏状况很糟糕，朋友也说要我们准备后事，我的兄弟都听进去了。再次是医院的主治医生L医生的不屑。我特意介绍我对自然疗法研究了40年，正在准备出第三本专著，所以希望能进去用我四十年的按摩刺激技术帮助医生救父亲。L医生只是客套地说他今后会买这本书看，但是对我进去给父亲按摩救治不予理会，显然，在他心目中自然疗法怎么可以救人救命？！

我心急如焚，陷入绝境，空怀一身"绝技"，竟成了绝望的技术。四十年的技术啊，该是炉火纯青，该当力挽狂澜，而我竟然都不被允许接近父亲。想想我在深圳，某大学领导的配偶住在深圳最大的医院急救，这个领导每天晚上接我去参与急救，并让院长不得干涉。还有一个年轻的母亲，在她三岁女儿高热惊厥昏死在大医院的急救室时，她立即掏出电话请我去救救她的女儿。而我在自己的父亲危在旦夕的紧急时刻虽近在咫尺却被拒于千里之外。

当时，父亲心衰治疗的关键是严重的哮喘，把哮喘停下来就意味着胜利，而我治疗哮喘几十年都很有效。在几十年的实践中，我的技术显示出对心肌收缩力的积极促进作用，对严重期前收缩的心脏积极的改善作用。中医按摩对身体整体状态的改善会更加促进各种药物的疗效，最主要的是足够的、全面的对身体的按摩刺激会激发和促进人体最大的治疗力——人体自愈力发挥作用，一切的治疗都在人体自愈力这个面上展开，才会收获最好的疗效。如果仅仅依赖药物是很难拯救高龄心衰患者的。

就在这危急关头，我父亲自己救了他自己。入夜，父亲在病房里拒绝合作，甚至将针头拔出来。护士们没办法只好让我们亲属进去一个人照料。我终于看到了危难中的父亲，并抓紧时间连续给父亲做了40分钟左右的强有力的按摩，就是不断地刺激父亲的四肢。父亲其实已进入糊涂状态，对我有力的按摩没感觉到痛，只是说"真有劲"。半夜十二点，我又以父亲不配合的原因再次进入ICU病房，又给父亲做了完整的四肢按摩，然后陪侍到凌晨又做了第三次完整的四肢按摩。三次强有力的按摩刺激，使得显示器上父亲的血氧含量数值明显上升至90、91，甚至92，凌晨过后甚至上升到98。

当我第二天晚上又借机"防止父亲捣乱"进入ICU病房时，父亲的哮喘已完全停止，血氧含量一直正常。应该说父亲的危险已经解除。

我不能说我父亲的哮喘完全是我治好的，但是我给父亲的按摩功不可没。其实，心源性哮喘，或者伴发心脏病的哮喘，单纯靠药物是非常难治的，没有我的按摩相助，父亲依然危险。后来的检查也证明了父亲的心衰指标和身体其他功能指标都得到异乎寻常的、快速的恢复。在我的一再要求（阻力主要来自兄弟）下，父亲于五天后终于转到了普通病房，并尽快出院回到了家里。

心衰患者，特别是高龄心衰患者，正确的治疗思路应该是这样的：患者本身的功能状态是最大的治疗力。我父亲原来坚持锻炼身体与爬楼就为自己准备好了最关键的治疗"配方"，其他任何治疗方法都是在这个基础之上来展开影响和形成疗效的。医生准确的诊治与对症药物、护士的护理，对身体经常的全面的按摩刺激，以及家人及时更换衣物、喂食、谈话、关心等都是治疗的重要组成部分，缺一不可。需要特别强调的是，积极的按摩刺激有可能达到人们难以想象的疗效，不亚于一个医生的功劳。我愿意参与有关方面的科学实验来证实我的经验与理念，并且希望所有的老百姓都能学会和掌握这些非常简单的操作技术。

按摩刺激对心脏病、哮喘以及对人体修复能力的影响，具有不可思议的效果，我在本书中都有详细的介绍与传授。

心衰患者的家属也需要不断学习，不要人云亦云，不能再这样愚昧无知、耽误救治。反观我兄弟的错误认识也许具有某种普遍性，所以我在此披露出来以提醒世人应该如何正确应对自己亲人的心衰救治，让千千万万个高龄心衰患者都能得到客观的、正确的、人性化的救治。我们这些为子女者一定要为自己的父母多动动手，参与救治过程，而不是在病房外流着眼泪当自以为孝顺的看客。住院并不是就有了生命的保障，ICU更不是保险箱。

一双手，我的一双手，我们大家的一双手，经常按摩刺激我们亲人的身体，就可以积极防治许许多多的疾病，就可以改善这样那样的症状，为亲人和父母的健康保驾护航，这是对我们父母最真切的孝顺。

我敬畏西医而努力学习西医，敬畏中医而努力学习中医，敬畏生灵大众而积极研究自然疗法，面对世界，我伸出我的双手。

3　中风急救按摩法

功效：促进身体调整，帮助生命急救，积极抢救身体功能。

方法：四肢刺激法——中风患者住院后，在进行生命抢救时，一定要同时进行功能的抢救和维护，不能等到生命指征稳定了才开始功能的治疗。对四肢的刺激会促进身体自愈力的自我修复和改变，并对脑部出血的异常现象进行调整，有益于患者的苏醒和出血的吸收。

四肢刺激法在中风急救中主要有两个方面的作用，一是参与身体的应急过程和急救过程，帮助患者更早苏醒和更全面地修复；二是有助于肢体功能的保全和修复，尽可能使患者的潜能得到最大程度的发挥和保存。

中风急性期的按摩方式有几个特点。一是按摩刺激的时间要多，白天可以断断续续地进行，反反复复揉拨按摩三至五个小时。二是刺激的强度不要太过强烈，保持一定的力度就可以。因为患者可能昏迷，所以用那种我们觉得有稍许胀痛的感觉就行。三是不管患者是否昏迷都要进行，这种适度的按摩有益于患者的苏醒和头部病灶出血的吸收。四是要尽可能多地揉拨刺激四肢，将四肢几乎所有的部位都反复按摩到，以身体外侧和前侧为主要按摩部位。

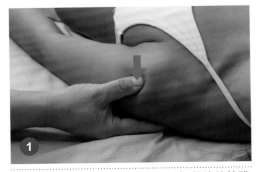

从肌腱和肌肉边缘着力揉拨，松解紧缩的筋膜以促进血液的循环

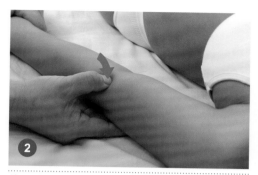

从肌腱和肌肉边缘着力揉拨，松解紧缩的筋膜以促进血液的循环

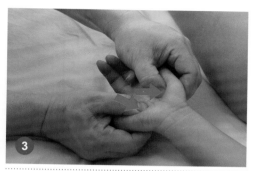

环绕手掌部的两个鱼际肌揉按拨动，这些肌肉因平常不断拿东西而比较紧缩，所以按摩时酸胀痛的得气感较强烈，注意把握力度，以人能接受为准

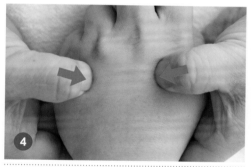

用双手拇指指尖掐进手指指骨缝隙中挤按、揉拨，可以往骨缝里用劲，也可朝骨头上用力

（注：因为手指长年做工所以此处的筋膜比较紧缩，刺激它们时得气感强烈。急救的时候用得多。平时保健按摩时注意别太用力，有酸肿痛感即可）

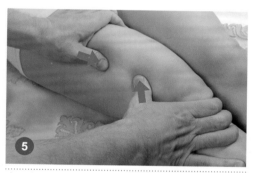

大腿外面的肌肉筋膜需要多刺激以松解之，应来回用力推挤与揉拨

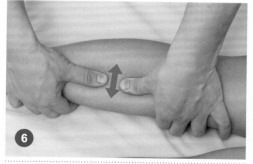

小腿肌肉因为劳累绷得很紧，需要多多按摩刺激松解。用手指指尖或者掌根来回推挤、揉拨

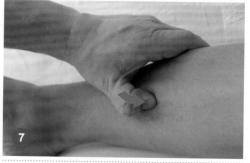

小腿骨头边缘需要多刺激，且得气感比较强烈，对身体的调节比较理想。用指尖顺着骨头边缘掐进去推挤、揉拨

叮嘱：

中风抢救最容易犯的错误就是先抢救生命，后抢救功能，其实这样是大错特错。如果生命留住了，功能失去了，那这个生命的意义也就大打折扣了。一个不能工作，不能投入社会，需要靠家人的帮助来生活的人，是不是非常悲催？！事实上，抢救生命和抢救功能同时进行，才能使功能得到最大化的保留。

20世纪80年代，我们将西方医学的rehabilitation medicine翻译为"康复医学"，后来，翻译这个术语的几个专家后悔了，因为这样翻译容易使"康复医学"被误解误读，如果翻译成"功能医学"就好了，这个更符合实际的情形，更重视抢救功能的重要性。尽可能地反复刺激身体，使身体保持反应和调整，可最大化地调动身体自愈力以自我修复，维持自我功能。不要一味等着医生来做出更多的事，我们自己才是亲人最可靠的救命者。不要管穴位是不是准，坚持多多刺激身体就好，身体会对你的刺激产生反应和自我调节。抢救生命和抢救功能一定要同时进行，不能等抢救过来了再慢慢修复功能，那个时候已经太晚了，功能遗失得太多了。

故事：

20世纪80年代，我在湖南一家市医院康复科工作的时候，一个因中风昏迷的高中历史老师的妻子找到我，希望我帮助她抢救她丈夫的生命和功能。她是高中生物学老师，懂得一些医学知识，尽管丈夫的生命垂危，但她还是希望我能给她丈夫做按摩，盼望着她丈夫生命被抢救过来后，功能也尽可能正常。我和她一直坚持着反复按摩她丈夫的身体，最终，她丈夫在第七天苏醒过来了，而且后面身体恢复得也很快，最后又能重新走上讲台，用曾经瘫痪的右手在黑板上写出刚劲有力的字了。

4 中风恢复期的按摩要点

功效：巩固和改善中风患者急救后的功能状态，促进神经、肌肉和血液循环的功能修复，促进肢体协调性和肌肉力量的恢复，抢救患者有可能丢失的各种潜能，帮助患者完成生活自理，重归家庭、重归社会。

方法1：全身按摩刺激，松解身体僵硬，改善肢体功能，促进血液循环。

方法2：对角线的螺旋运动，松解痉挛的肌肉。方法：躺在床上，患侧上肢掌面朝上，慢慢朝对侧抬起上肢与肩平齐，前臂缓缓弯曲，将手掌搭在对侧的肩上，肘尖朝前，肩部、上臂与身体呈90度；接着，手掌朝尺侧翻转，手指朝外侧肩部滑去，经过头部，手臂向着同侧伸直至外展状，后呈掌心向下慢慢下落至大腿处，整个过程像一种对角线的螺旋运动。然后开始下一个对角线的螺线运动。每天数次，每次半小时左右。

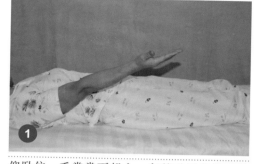

仰卧位，手掌掌面朝上，向着对侧肩部平抬上肢

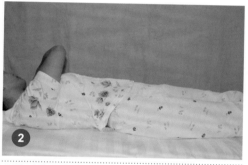

上肢平抬至与肩平齐时，肘部弯曲，手掌平搭在肩上部

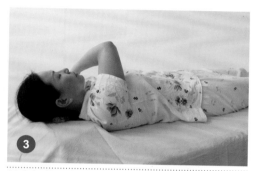

肘尖朝前，肩部、上臂与身体呈90度

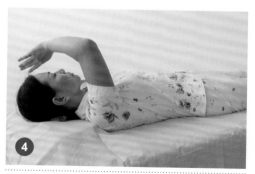

手掌向上翻转，掌面朝上，前臂顺着脸面而过

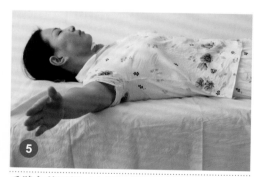

手臂向着同侧（右侧）伸直至外展状

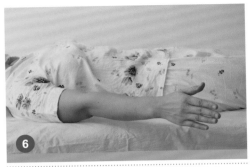

再向下缓慢放下直至摸着髋部后放平手掌

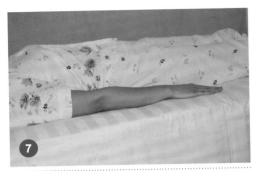

摸着髋部后放平手掌。接着掌面再朝上，继续下一个轮回。反复多次，每天反复轮回练习

方法 3：爬行锻炼肢体的协调性——在床上或者地毯上手膝位爬行。

方法 4：拍打身体以松解肌肉的痉挛和筋骨的紧缩状态。

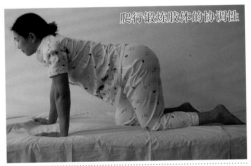

爬行锻炼肢体的协调性

手掌与膝部着地爬着前进或后退，每天坚持多轮回练习

叮嘱：

瘫痪治疗是两方面的治疗，一是治疗中风造成的神经、肌肉系统的损伤，二是治疗平常人都存在的筋骨的劳累与损伤。医院往往只重视患者眼前患有的疾病，对除此之外的身体状态置若罔闻。

中风恢复期是长久的，不要懈怠或放弃，要做到尽可能最大化地恢复，而恢复期最重要的除了训练就是尽可能天天对身体进行按摩或拍打，尽可能坚持每天有规律地按摩身体数次，每次半小时左右。

恢复的效果以是否能生活自理、是否能回到工作岗位、是否能重新投入社会来评价。我们的要求是，尽可能帮助患者成为一个社会之人，而不是脱离社会、需要家人照顾、需要别人帮助的人。

康复医学最重视的是人们是否保持身体这样或那样的功能，所以又称为功能医学。抢救生命与抢救功能同等重要，在中风的紧急抢救中就需要将全身的按摩刺激配合进去，以抢救患者的功能，而不是等到生命抢救下来了，才进行功能的治疗，这样就错失良机了啊！

故事：

　　有一位经济学家的妻子患脑梗死 18 个月，之前一直在某大型中医院住院治疗，后转来找我做按摩治疗。在我按摩了 1 个月的时间后，这个经济学家最大的感受是，妻子的行动慢慢变得灵活多了。我和医院的区别就是，我同时注重患者筋骨系统的松解和疏通，而这可能是医院容易忽视的。

5 糖尿病与痛风按摩法

　　功效： 缓解全身症状，激活自我修复，减轻身体病损，促进身体恢复。

　　方法 1： 全身刺激法——坚持每天用手掌按压或手指揉拨刺激全身，松解深筋膜的紧缩和僵硬，活血养身，修复损伤，促进自愈。用力程度以有些许胀痛感为准，这样可以促进身体的功能反应。时间可长可短，即每天可坚持数次不等，每次几分钟至数十分钟都可以。每次可以刺激一两个部位，也可以将全身都刺激到，关键是坚持每天都给身体刺激，以尽可能多一点为好，主要是要调动身体的积极反应。

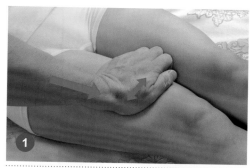

用手掌压紧大腿前侧，掌根发力推挤大腿肌肉，以有较为强烈的得气的刺激感为佳。尽可能将大腿前侧都刺激到

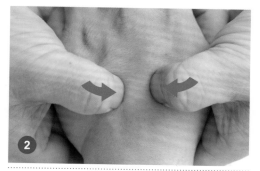

将指尖挤进掌骨缝隙中，向手腕部方向推挤、揉拨

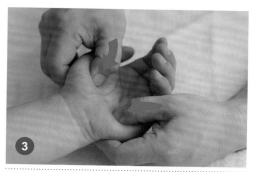

用手指指尖挤压、揉拨手掌上的这两处丰厚的肌肉，得气感较强

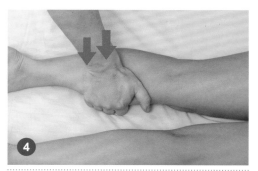

用掌根压按、推挤小腿后侧的肌肉群与深筋膜

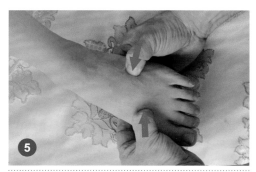

用指尖挤进脚背部的骨缝之间，向脚踝方向推挤刺激里面的肌肉与深筋膜

方法 2：全身拍打法——用各种拍打棒或者用手掌、塑胶瓶、卷好的杂志等坚持每天拍打或击打身体，舒筋活血，促进身体的自我调节。

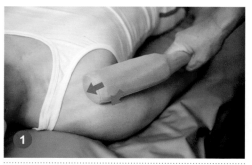

用拍打棒拍打肩部，特别是肩前侧和外侧及肩袖部位，力量由轻到重，既有力又舒服

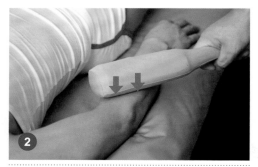

由肩部往下拍打上臂、肘部、前臂、手部

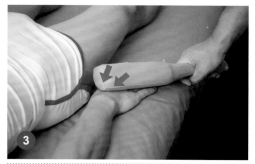

用拍打棒拍打手背部，对末梢神经的刺激可以更有力地促进血液循环

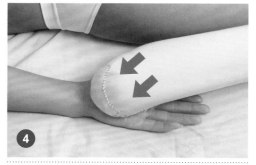

用拍打棒拍打手掌部，对末梢神经的刺激可以更有力地促进血液循环

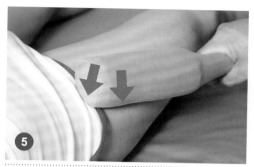

用拍打棒拍打大腿前侧和外侧，反复地、有轻有重地对肌肉与深筋膜进行刺激，以拍打至有发热感为佳

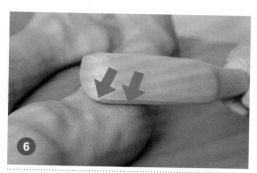

用拍打棒拍打小腿前侧、外侧、内侧

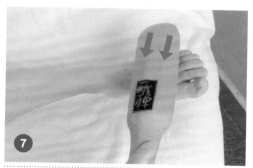

用拍打棒拍打脚背部和脚掌

　　下面是用松筋按摩锥点状刺激关节缝隙中的深筋膜和关节囊，这样更适合刺激调整关节及其四周缝隙里面的韧带和关节囊。我们也可以用收住笔芯的圆珠笔尖端透入关节缝隙击打或者挤压里面紧缩受损的筋骨。

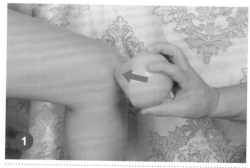

用按摩锥点击膝关节周围的韧带与缝隙，力度以可以承受为度

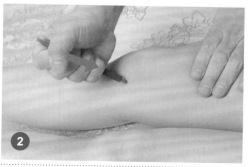

用收住笔芯的圆珠笔笔尖击打膝关节周围韧带与间隙内组织

另外，也可以用拳头击打四肢深筋膜紧缩明显部位。

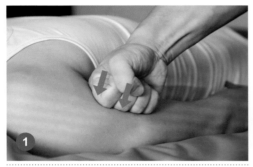

用拳头击打上臂前侧

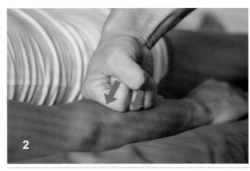

用拳头击打前臂肌肉群

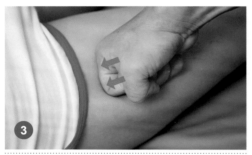

用拳头击打大腿前侧肌肉群

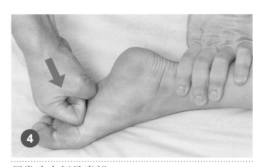

用拳头击打足底部

 叮嘱：

活血！活血！活血！慢性病重要的治疗路径就是尽可能地松解全身的深筋膜，使血液畅通无阻，让病变着的身体组织细胞得到足够的、及时的血液滋养，促进身体的自我修复和调整，以使身体逐渐恢复正常。自愈力的核心就是血液极为充分的灌溉和积极充足的滋养。

按照深筋膜网络的理念，各种疾病，包括继发性糖尿病和痛风的病因都在于深筋膜紧缩并挤压血管。长期的深筋膜的紧缩僵硬必然会损害身体，并逐渐诱发各种各样的疾病，糖尿病和痛风尤其需要从这个角度来认识。对于糖尿病和痛风的病因，人们往往没有从根本上来解读，而是仅就这些病来治疗，忽视了气血长久不通畅这个疾病产生的根本原因。所以，对于这类疾病，按摩刺激一定会产生积极的效果。而且，每天的按摩刺激也可以增加药物的效果。

 故事：

有一位70岁的老人因为左手拇指红肿疼痛被诊断为痛风，后来她求治于我。

我对他说，这个肿痛部位我们不碰，但是一定要按摩刺激你的全身，通过舒筋活血来改变你的身体状态，然后来达到消肿止痛的效果。果然，经过十次左右的全身按摩刺激后，他身体爽快多了，拇指的红肿也自然消退。

另一位老人突然发病，经检查诊断为糖尿病。在问诊中发现，老人家里盖了新房，为了给房子通风常把门窗都打开，早春的寒冷和穿堂风侵袭了老人身体，使她身体的深筋膜变硬了，造成身体气血运行障碍。这或许是疾病的诱因之一。在不停用药物的情况下，我们给她按摩全身，几天后她的血糖、尿糖指标就恢复正常了。后来老人坚持按摩，特别是自我按摩，并停止用药，血糖、尿糖指标也一直正常。

按摩对糖尿病和痛风有着积极的作用，老百姓得了这些病，一定要坚持按摩身体，舒筋活血，这样才能自己把握自己的身体。

6 ｜ 风湿证（湿气）按摩法

功效：舒筋活血，除湿祛痛，安眠解乏，爽快身体。

方法 1：全身按摩法——尽可能地刺激身体使之产生反应并进行自我调节。

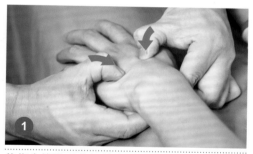

将指尖挤进手背部骨缝之中用力推挤、揉拨深层组织

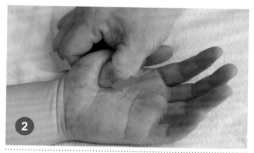

用指尖掐按、推挤、揉拨手掌大小鱼际

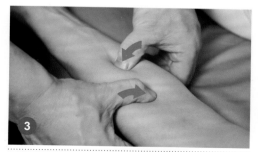

用指尖推挤、揉拨前臂内侧肌群

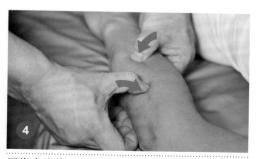

用指尖推挤、揉拨前臂外侧肌群

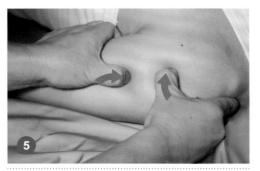

⑤ 用指尖推挤、揉拨肩关节周围肌腱与深筋膜

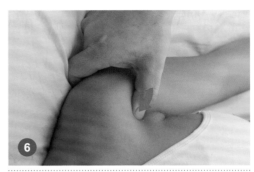

⑥ 用拇指指尖推挤、揉拨肩关节喙突与肱二头肌短头腱

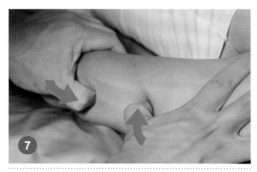

⑦ 用指尖推挤、揉拨上臂深筋膜

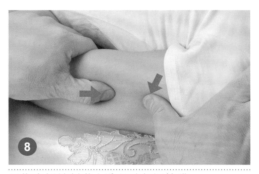

⑧ 用指尖揉拨刺激上臂肌腱与深筋膜

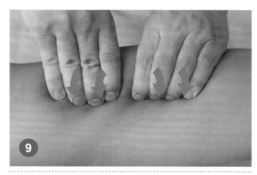

⑨ 用指尖顺着胫骨边缘挤进去刺激骨头与深层组织

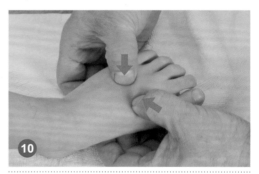

⑩ 将双手拇指指尖挤进脚背部骨缝之中推挤、揉拨深层组织

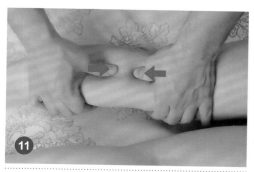

用指腹推按、揉拨小腿后侧肌群

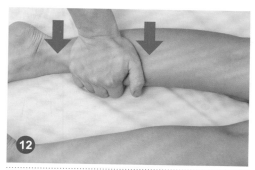

用掌根挤压、揉按小腿后侧肌肉

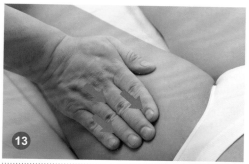

用掌面推挤大腿前侧肌群

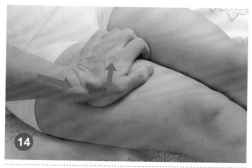

用掌根用力挤压大腿前侧肌群

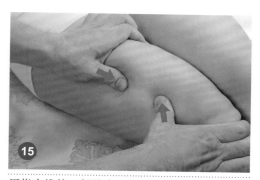

用指尖推挤、揉按大腿外侧髂胫束

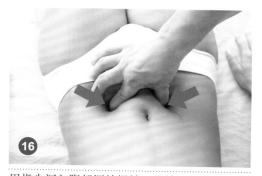

用指尖深入腹部深处揉拨、推挤深层组织

　　方法2：全身拍打法——用各种拍打棒或者用手掌、塑胶瓶等对全身进行拍打，刺激全身的血管反应和神经反应，借以调整全身功能状态。

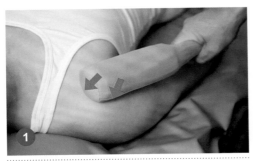

用拍打棒拍打肩部前侧与外侧

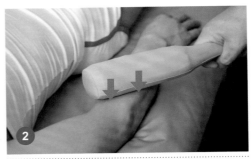

用拍打棒拍打整个上肢，其中肩部、前臂内外侧为重点

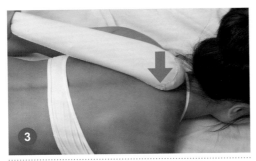

用拍打棒拍打整个背部、臀部。腰部两侧的软腰部位最好不要拍打，因为可能会震动到深处的肾脏

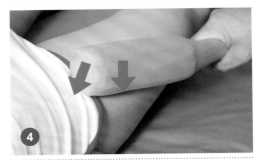

用拍打棒拍打大腿前侧。尽可能将整个下肢都拍打到

叮嘱：

在深筋膜网络学说中，风湿证的病理根本是全身深筋膜的极端紧缩，这就需要全身密集的按摩刺激使之松解和改善。风湿病、风湿证（湿气）这两个病证既有关联又有区别。关联就是它们的问题都存在于深筋膜的结缔组织之上，两者都可以通过按摩产生疗效。区别就是问题的严重性有质的区别，风湿病已经有严重的器质性改变，而风湿证则主要表现在功能上且可以逐步改善。

广义上认为，凡是引起骨关节、肌肉疼痛的疾病皆可归属为风湿病。延续下来，广义的风湿病包括 100 多种疾病，如感染性、免疫性、代谢性、内分泌性、遗传性、退行性、肿瘤性、地方性、中毒性等多种原因引起的疾病。狭义的风湿病应该仅限于内科与免疫相关的几十种疾病。对这些疾病一定要选用按摩的方法去治疗，这可能是最能改善问题的途径。

风湿证（湿气）就是一身的不舒服但又说不出原因来的一些身体症状，且吃药的效果很慢。其实就是全身的深筋膜都紧缩的缘故，只要将这些深筋膜按摩松解就可以取得很好的效果。湿气重的人很容易疲劳，很容易上火，虚火旺且身体内的深筋膜都非常紧缩，好似整个身体都被绳子绑住了。儿童比成人更容易感受湿气，因为儿童更不会保护自己。

📖 故事：

20 世纪 90 年代，有一次我到武汉参加一个美博会，突然感觉身体非常不舒服，便请同行的美容师做按摩但无济于事。回来后妻子给我做按摩，按得很深、很酸痛，按得我哇哇叫，但后来就感觉舒爽多了。这是我第一次感觉到湿气的问题。2001年我到深圳生活后，才知道深圳的湿气对人体的影响比湖南要严重多了。

2007 年，一个高个子女人经我按摩后竟然感动得哭了，她说身体非常不舒服已经持续好几年了，好像身体不是自己的，尽管之前天天做 spa、做搓身的按摩但都不管用，经我对其筋骨的深层按摩，身体好似一下子就爽快了。这个女子离开时，给我一个 90 度的鞠躬。

患上严重的风湿证会使人非常难受和痛苦，因为其症状多而复杂，使得我们寻医无路、上天无门，以至于许多人就这样不清不白地离开了人间。我的母亲就是这样离我远去的。当我揭开深筋膜网络这个神秘面纱的时候，我顿生撕心裂肺般的痛苦。如果早几年知道这个奥秘，或许我就能解救我的母亲！

7　强直性脊柱炎的按摩防治

功效：改善全身的血液循环，松解或软化脊柱小关节周围僵硬的致密结缔组织，提高全身的抗病能力与调节能力，预防和消减脊柱的僵化与疼痛。

方法 1：脊柱梳理法——主要是用手指指尖触动腰背部关节周围韧带与筋膜，压紧推动肌肤在韧带上短距离往复来回，刺激到深层的韧带和筋膜，目的是松解与软化致密结缔组织（筋骨）。

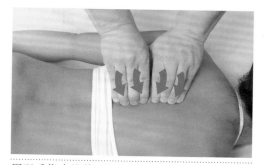

用双手指尖推挤、揉拨整个脊柱的韧带、肌腱、深筋膜

方法 2：四肢按摩法——目的是调整整体的神经血管反应性。

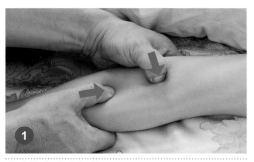

按摩整个上肢部位 按摩整个下肢部位

方法3：全身拍打法——目的是松解肌腱、关节囊、筋膜等的紧缩状态，改善全身的血液循环。

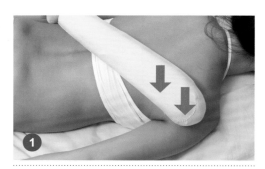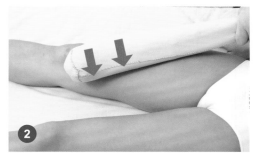

用拍打棒拍打背部 用拍打棒拍打四肢部位

 叮嘱：

这类健康难题需要尽早介入，尽可能保持对身体经常性的刺激，以改变或者逆转异常免疫反应对脊柱小关节的持续损害。

对身体的刺激可以促进全身的血液循环，改善身体的功能状态。要充分利用按摩的松解作用以增强结缔组织修复与再生的积极性能，改变致密结缔组织异常的免疫反应。

利用按摩松筋、解痉、止痛的作用，改变异常免疫反应造成的对结缔组织的损害。

致密结缔组织自我修复能力强，且在接受按摩刺激时不会发生不良反应，所以要坚持按摩身体，保持按摩的持续性、长久性以抗击结缔组织发生异常自免疫反应的持续性与长久性。

我对这类疾病没有进行过系统的治疗，根据按摩对致密结缔组织的良好作用，特别建议进行上述治疗。

8　急症抢救按摩法

功效：改善急性发病症状，提高身体自愈能力，减轻身体应激反应强度，对症调整与改善身体各功能状态，增强抗病能力，加速身体恢复至正常状态。

方法 1：四肢刺激法——抢救患者时应首先刺激手脚、前臂、小腿等较为敏感又方便操作的部位，就是哪里得气感好、哪里容易操作就刺激哪里，使身体快速产生反应，从而进行积极的自我调整。尽可能快地刺激可以引发明显酸胀痛的部位。一般而言，引发的身体反应以刺激手脚为最强，前臂和小腿次之，上臂和大腿再

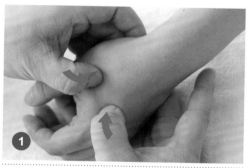

用指尖掐按掌骨与掌指关节的关节囊。方法：用指尖掐住指骨朝骨头上用力挤压、揉拨。这种方法刺激感强烈，起到的效果好，多用于抢救或者急救。平时按摩用这种手法时应注意别太用劲，有稍许胀痛感即可

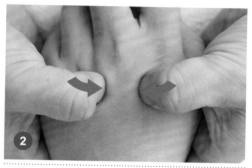

用指尖挤压骨缝，或者朝骨头上用力，或者朝手腕方向用力。以能忍受为度，以能忍受但又有舒服感为佳

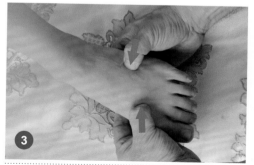

用指尖挤压骨缝，或者朝骨头上用力。以能忍受为度，以能忍受但又有舒服感为佳

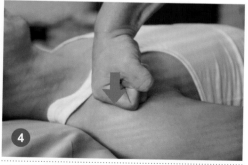

采用平拳击打，击打的力度以有酸胀痛感但又能接受为佳

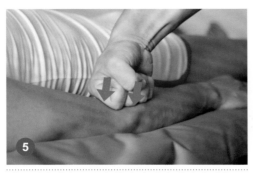

采用平拳击打，击打的力度以有酸胀痛感但又能接受为佳

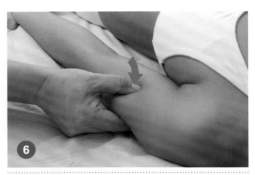

揉拨肢体时尽可能将外侧和前侧的肌腱韧带都刺激到，可以往返揉拨刺激以增强效果

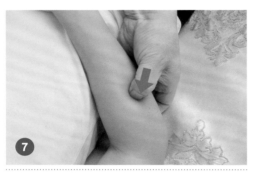

尽可能地揉拨整个上肢的肌腱和韧带

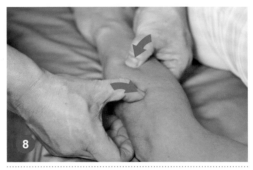

指尖压紧肌肤然后拨动深层组织

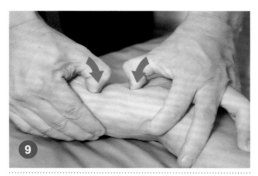

压紧紧缩的肌肉和肌腱，然后拨动里面的肌肉使之松解

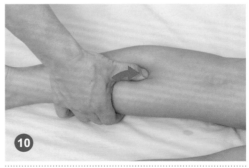

指尖往骨头上用力揉拨筋膜，尽可能多地刺激足部筋膜

次之，肩周的反应等同于上臂与小腿。

　　方法2：患处调整法——比如揉按腹部影响肠胃状态、揉按胸背部影响心肺状态、揉按头面部影响头部状态等，前已分别叙述。

叮嘱：

抢救患者的关键是顺势而为，根据人体本身就存在的自愈力来调整身体的功能状态。深刻刺激四肢和手脚，利用身体远端神经、血管分布密集且反应强烈的原理，来刺激和调整身体反应过程，可以促使身心快速恢复健康状态。

自愈力，即身体自我调节能力、自我修复的能力，与中医讲的气血密切相关。气血运行好自愈力就好，气血运行差自愈力就差。

故事：

1992年，我在湖南岳阳开诊所，隔壁小卖店的老人突然中暑昏迷在地，我当即过去给他做了十分钟左右的按摩，老人很快清醒过来，而且能继续工作。这样的中暑昏迷患者被抬到医院，往往错过了抢救的极好时机。其实，对于昏迷患者，就是单敲打他的身体往往能使之很快苏醒，这是普通人都能做的事情。待患者醒过来后应尽快给他水喝，且最好是温水。

多年来，我在列车上救治过许多急性发病的患者，下面就是一例。2011年5月12日21时47分，我乘坐从深圳到岳阳的K9004次列车，半夜一点，被列车上的广播喇叭叫醒，后来得知列车上有一位乘客患了急病，希望能找到医生。生病的是一位女乘客，她脸色发白，浑身发冷，腹部十分疼痛，她说自己拉肚子整整一天了，上车后还拉过肚子，后来肚子疼痛逐渐加重，整个身体终于支持不住了。我立即掐按她的头部和四肢，迅速改善了她全身的血液循环。很快，她感到身体温暖了，舒服一些了。我继之按压她的腹部，逐渐减轻了她胃部因冷刺激而出现的痉挛性疼痛。她感觉好多了。女列车长在一旁直说很神奇，很简单，一语道出了按摩刺激的奥秘所在。很简单说明人人都可以学会，很神奇说明按摩刺激对许多急症具有近乎神奇的疗效。

9 ┃ 急性胃痛按摩法

功效：缓解肠胃痉挛，舒缓身体反应，消除腹部疼痛。

方法1：四肢远端刺激法——刺激或者击打四肢特别是手部，引起身体和肠胃的自我调整。

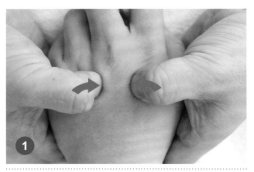

用指尖挤进指骨缝隙中挤压揉拨，刺激感强烈，对身体的调节效果好

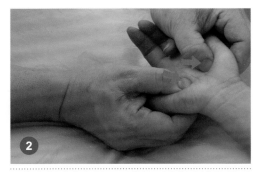

用指尖刺激鱼际肌，环绕这两块肌肉边缘尽可能将整个肌肉都刺激到

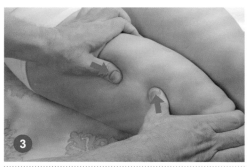

大腿外侧的肌肉和筋膜一般很紧缩，对它们的刺激得气感很强烈，有益于对身体的调整。用指尖或指腹向内推挤、揉拨深筋膜，尽可能将大腿外侧都刺激到

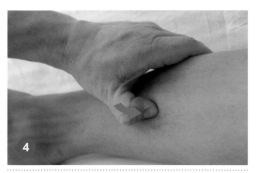

小腿内外侧的骨头边缘都要刺激到，得气感比较好。将指尖顺着骨头边缘挤进去并朝骨头上用力

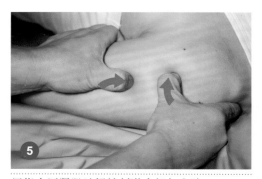

用指尖压紧肌腱揉拨刺激肩部与上肢

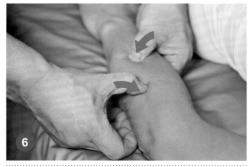

用指尖或者指腹推挤、揉拨肌肉、肌腱，有酸胀痛的得气感

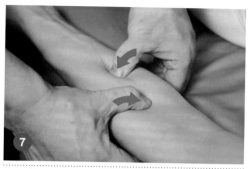

上肢前臂的内外侧肌肉因为每天劳作多而紧缩得较明显，多多揉拨刺激可引发较强烈的得气感。用指尖或者指腹压紧肌肤推挤深处的肌肉、肌腱与深筋膜

方法2：腹部按摩法——用手指或者掌面刺激腹部，调整肠胃的功能状态。在按摩完手部，且腹部急性症状明显减轻后，再进行此法。如果遇到腹部拒按现象，应注意腹腔内可能有急性感染现象，需紧急送医。

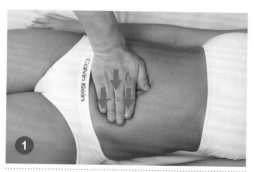

整个手掌掌面均匀按紧肌肤然后再推动肌肤移动，来回进行一两分钟

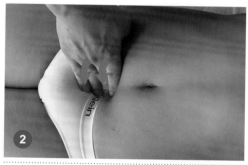

将手指指尖挤进腹部深层来回有力但又缓慢地推动深层组织

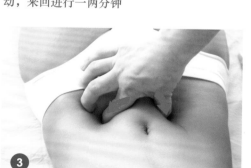

将拇、食二指挤进腹部深处揉拨深层组织

 叮嘱：

操作时应尽量排除急性外科性急症，如阑尾炎、胃穿孔、宫外孕、胰腺炎等。遇到急症要尽早送医院，这些按摩方法可以在急救过程中进行，可加强疗效和推进修复进程。急性功能性疾病来得快，去得也快，如急性胃痉挛。按摩在此类疾病的辅助治疗过程中往往效果非常好。

📚 **故事：**

2015 年 7 月的一天早上，一个老客户打电话请我出诊。她在美容院做腹部卵巢保养按摩，在接受艾灸热熏的时候，突然晕厥三次，上吐下泻，大小便失禁，送医院检查又没有发现什么问题，但是当晚腹部一直疼痛不已，特别是胃部的痉挛性疼痛，让她几乎不能深呼吸。开始我还是把这当作急性胃痉挛来治疗。首先用手指按摩小腿部位，她当即感到双肩剧痛，但不久感到轻松了许多。在我将四肢都按摩后，她的疼痛明显减轻，可以起床行走，打嗝排气，肠胃好似通畅了，可以吃小米粥，精神状态好，只是腹部仍然不舒服。结果，第二天下午她突然再次急性发作，再送到医院后检查出宫外孕，腹部出血 3000 毫升，立即手术治疗。显然头天晚上医院误诊了，我也大意了，疏忽了她腹部一直拒按这一个环节。

这个案例提示我们以下几点。第一，诊断要明确，要排除各种急腹症的可能；第二，要及时反复观察，不能掉以轻心，像腹部拒按就是可能的急腹症表现；第三，按摩对这类急症也有一定的作用，对急性疼痛有着积极的止痛作用；第四，按摩刺激对肠胃的功能有着积极的调整作用。

10 | 晕车急救法

功效：快速调整身体状态，防治呕吐，改善头晕。

方法 1：四肢刺激法——按摩刺激四肢中既敏感又容易刺激到的部位，动作要快而有力。

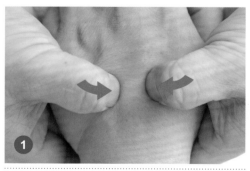

❶ 指尖掐紧朝骨头上用力，得气感强烈，有益于急救过程

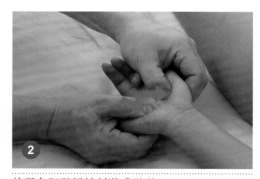

❷ 掐紧鱼际肌揉拨刺激感强烈

方法2：肩肘锤击法——快速击打肩周和肘部。用力程度可以稍微大一点，以引发酸胀痛的得气感到难以忍受的程度为佳，这样对身体的调动会更大、更快，基本上可以当即产生治疗效果，使人轻松许多。

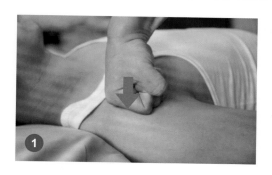

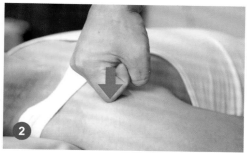

方法3：头部按摩法——最后做做头部按摩，解决头部不适的问题。头部按摩的力度以可忍受为度。

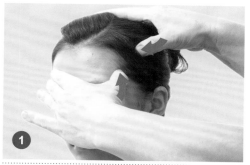

揉拨颞部周围的肌肉起止点，特别是颞肌的上缘，松解颞部肌肉的紧张，酸胀痛感明显

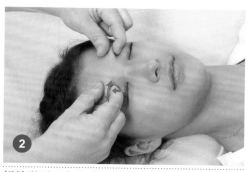

揉拨眼眶以有胀感无痛感为佳。来来回回多揉拨几次

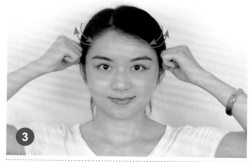

眼部与眼眶的按摩，头部的推擦按摩，都比较舒服。用自己双手的指间关节顶住头皮呈水平面快速推擦头部深层

 叮嘱：

　　风湿重的人，也就是深筋膜非常紧的人，容易晕车。晕车现象发生特别快，所以按摩需要快，而即刻击打肩部和肘部，可以迅速产生作用，后续再仔细按摩头部和身体即可。也就是说，见到晕车呕吐的人，可在他的肩膀或者肘部肌肉肥厚处敲打几拳，以尽快使晕车者改变状态。

故事：

有一次我请周大姐到劳动仲裁局帮忙打官司，回来时周大姐晕车了，在她拿塑料袋准备接呕吐物时，我立即按摩她的肩肘和头部，她立即舒服了，快到口边的胃容物也落回去了，下车后周大姐几乎没有不舒服的感觉，还一直称我的方法很神奇。

11　中暑急救按摩法

功效：促进身体修复，消减各类症状，快速恢复身体功能。

方法 1：四肢刺激法——按摩刺激身体四肢，积极调动身体反应和自我调节。用拳头缓慢击打也会取得身体的积极反应，有益于及时救治。操作方法与急症抢救按摩法相同，详见急症抢救按摩法。

方法 2：头部按摩法——揉按整个头部深层，改变头部功能状态。

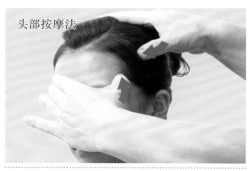

头部按摩法

用拇指指尖揉按颞肌边缘，以颞肌上缘为主

叮嘱：

中暑的救治一定要及时、快速，耽搁久了会影响身体功能的及时恢复，且除了按摩之外，还需及时补充水分，可以在送医院的过程中及时进行。住院的患者在急救的同时，也可以通过按摩促进效果。

故事：

2012 年，我应邀给一家大型中药企业做美容讲座，该企业老总当天因为劳累过度中暑了，身体很难受，不想吃饭，我说给他做按摩，他不解地回答一句："这你也能治？"我说即使是中暑昏迷的人，按摩抢救也是有效的，可以使之很快苏醒并继续工作。他接受了我的按摩，当下便好多了，第二天打电话对我赞不绝口。

12 重病辅救按摩法

功效:辅助一些急性病、危重病（例如心脏病、重感冒、昏迷、癌症）的救治和调节，增强对症治疗的效果。

方法1:四肢揉按刺激法——尽可能刺激到四肢各个部位，一天之中可以断断续续完成对身体三个小时左右的刺激，以充分调动身体的自愈力。

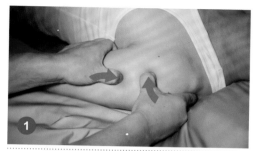

用双手拇指指尖推挤、揉拨肩部肌腱、韧带、肌肉、筋膜

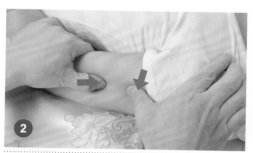

用指尖推挤、揉拨上臂肌肉条索

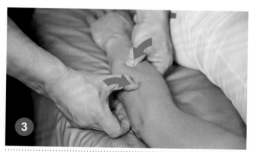

用指尖推挤、揉拨前臂内外侧

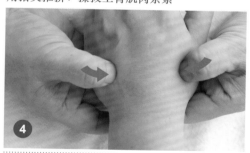

用指尖推挤掌骨，刺激深层组织

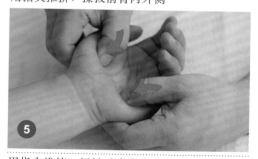

用指尖推挤、揉拨手掌大小鱼际肌

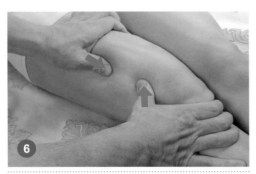

用双手拇指指尖推挤、揉拨大腿前侧和外侧深层组织

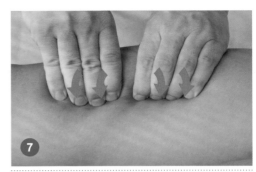

双手四指指尖顺着小腿骨边缘挤进深处推挤深层组织

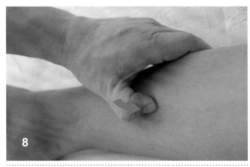

用拇指指尖顺着小腿骨边缘挤进深处刺激深层组织

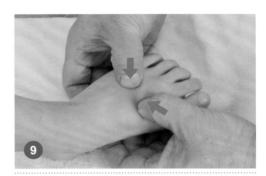

用双手拇指指尖挤进脚背部骨缝之中向着脚踝方向推挤深层组织

　　方法2：四肢拍打刺激法——用指尖刺激肌肤起初会引起皮肉疼痛，当难以承受时，用拳头击打的方式可以明显减轻肌肤疼痛。此法同样需要刺激到尽可能多的肢体部位，以受术者可以承受的力度进行。

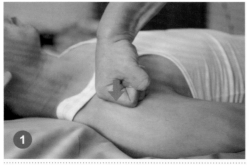

用拳头击打肩部周围、上臂、前臂内外侧、手部

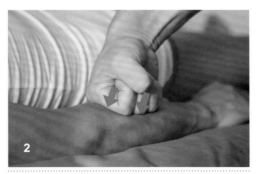

用拳头击打前臂外侧

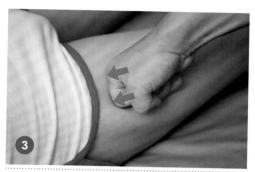

用拳头击打大腿前侧和外侧、小腿、脚部

 叮嘱：

　　患者在急救室抢救期间，应每天接受至少三小时的四肢深部刺激，且保持足够的刺激时间和刺激强度，这样既可以促进身体的气血运行和自愈力的发挥，又能增强药物治疗的功效，还增加了救治的途径、充分调动了人体功能系统的积极性。只要保持身体足够的血液循环对身体病灶的滋养和调整，就能改善症状，减轻痛苦。

 故事：

　　2011年10月，一个深圳客户远在湖北农村的舅舅因为晚期肝癌昏迷，卧床不起，这个客户咨询我有什么良方。我就说，拳击刺激可能会对他有所帮助。其实这个时候主要是帮助他减轻痛苦，延长生命。我们通过电话教他身旁的亲人，用拳头击打患者的肩膀和大腿。刺激后的第二天，这个客户的舅舅竟然苏醒过来，想吃东西，并且还可以自己做点吃的。尽管几个月后他还是死了，但是最后的时光，他的身体并没那么痛苦。

　　我自己的岳母1998年突然因中风（脑出血）昏迷，非常危险。在住院期间，我的妻子坚持每天不断地按摩刺激她的身体，期待能够对她有所帮助。到第五天，岳母终于醒过来了，第七天竟然能被扶着站立起来且走上十几米。病后30天的CT检查表明，她大脑里溢出的血液被吸收得干干净净。显然，我们持续不断对她身体的按摩刺激，对她的疾病救治和身体恢复起到了一定的积极作用。这种按摩刺激身体的方法几乎没有什么技术含量，老百姓都能应用，一般病都可以应用，可以帮助身体自我修复。按摩刺激时应注意保持足够的时间和足够的力度。

二、颈肩腰腿痛

1 颈椎枕颈按摩法

功效：防治颈椎病、消减颈部酸痛，防治急性落枕和颈椎酸痛，防治因脑供血不足引起的脑萎缩和老年痴呆。

方法 1：浴巾枕法——用旧浴巾卷成圆筒状顶在颈下松解颈部劳累。头部悬着不着床，或者头部着床不着力。

方法 2：水杯枕法——用圆形的水杯或者酒瓶顶在颈下松解颈部劳累。

方法 3：颈脸复合枕——这是我自己研制的专利枕头，既考虑了仰卧的颈枕又考虑了侧睡的枕脸，保持仰卧位头颈部呈抬头状，能比较全面地防治颈部的劳累和肩部的不适。

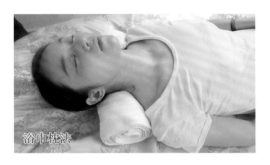
浴巾枕法

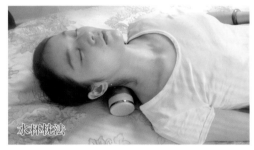
水杯枕法

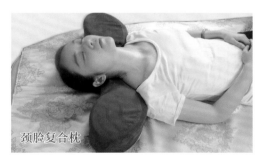
颈脸复合枕

 叮嘱：

高枕无忧是我们古人说的吗？真的是误导健康啊！任何形式的枕垫都会使颈部呈低头态而伤害颈椎。颈椎在正常的生理状态下有着明显的弯曲，颈椎由后向前的凹形弯曲，我们称之为颈曲，这种状态我们称之为曲颈状态（仰头态）。仰卧睡眠需要能保持这种状态的枕头。传统枕头会牵拉颈椎生理性的弯曲，使颈曲消失、变直，甚至反向凸起。这种与正常的曲颈状态对立的颈椎状态我们称之为屈颈状态（低头态）。屈颈状态下，围绕颈椎的肌腱、韧带、深筋膜等致密结缔组织会被牵拉，发生劳累、酸痛，甚至损伤。

现代人用颈多，颈椎疾病或者颈部酸痛已经成为现代社会一个大的健康问题。颈椎的健康问题与枕头的式样有着密切的因果关系，因此我根据临床体会发明了颈脸复合枕。颈脸复合枕采用高回弹物质以形成足够的托举力并保持舒适感，对颈部具有持久有力的弧形支撑（仰头态），并可对脸面完成舒适的平面托举。

故事：

2008年上半年，一个留洋美国的中国籍计算机高手刘丹女士，通过网络找到我的电话，跟我咨询她丈夫颈椎病的问题。她丈夫因颈椎疼痛每天晚上都睡不了觉，我没有办法动手治疗，就教她把浴巾卷起来给她丈夫做枕头，实实在在地顶在颈椎下再睡觉。结果，当晚她丈夫就睡得很香，第二天来电话非常兴奋地感谢我。

有一位60岁的男子，颈椎病引发的单手指麻木已多年，按摩疗效不够明显，于是我们给他做了一个圆柱形的荞麦枕头，让其垫在颈椎之下睡觉，第二天他的手指麻木感就基本消失了。

还有一位女子颈椎痛的几乎不能睡觉，后用圆木头垫在颈椎下面睡觉，坚持一段时间后，颈椎病竟自然好了。

颈枕对颈椎疾患的疗效远远大于按摩，是因为颈枕每天晚上都能帮助我们消减颈椎的紧缩僵硬感。

2 ｜ 颈椎病按摩法

功效：迅速消减颈部疼痛，改善头部供血功能。

方法1：颈枕按摩法（方法如前述）。

方法2：颈椎韧带揉拨法——用手指指尖深入颈部深层揉按颈椎的肌腱和韧带，就是那些紧缩僵硬的部位，使僵硬变得柔软。

叮嘱：

坚持枕颈就是将颈椎病治好了一半，毕竟这种方式在晚上能有效地使颈椎松弛下来。但是要将已经紧缩、

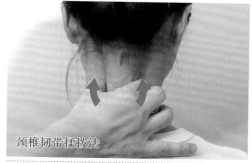

颈椎韧带揉拨法

用指尖挤进颈部两侧的深层推挤、揉拨深层的肌肉、肌腱与深筋膜

僵硬，甚至杂乱的深筋膜完全松解下来，还需要这种对颈部直接的、准确的按摩刺激才行。

有的人颈部的深筋膜紧缩失水情况非常严重，使本来柔软的颈部肌肤变得像木板甚至石头一样僵硬。不断的按摩刺激会使这些"木板"逐渐柔软下来，这在治疗前后对比十分明显。深入揉拨颈部肌肤就能松解颈部深筋膜的紧缩僵硬。颈部深筋膜的紧缩僵硬可带来一系列的症状，比如头痛头昏、颈部酸胀痛、耳鸣、失眠等，这可能是由于紧缩的深筋膜挤压了相应的血管和神经。

晚上枕头没用好就会牵拉颈椎，使其感到不适，加上白天用颈过度，这样夜以继日的劳累就会使颈椎相关联的深筋膜、肌腱、韧带等致密结缔组织失水、紧缩直至僵硬，僵硬的颈椎对神经和供应脑部的血管产生挤压，自然就会减少大脑的血液供应，这对大脑是一种看不见的伤害。也许老年痴呆的原因之一就是颈椎僵硬。

建议不要牵引颈椎，因为它会把颈椎的颈曲拉直了，适得其反。

打羽毛球、练瑜伽都能有效松解颈椎的僵硬。

📖 故事：

2012年年底，深圳某区的卫生局局长患了严重的颈椎病，被广州的三位专家建议进行手术治疗。因为手术治疗有着许多的不确定性和危险性，故而该局长请我通过按摩进行保守治疗。过多的运动（游泳和打乒乓球）和颈椎牵引，使该局长颈椎、上肢和肩部诸多的深筋膜发生严重的拘挛和僵硬现象，我用手指将这些僵硬的深筋膜揉拨放松，那些拘挛的团块很快便被松解散开，他的颈部症状很快减轻了许多，颈椎手术的指征也随之消失。这个局长严重的颈椎问题两成在颈椎，八成在深筋膜。

3 肩周炎按摩法

功效： 消减肩部疼痛，松解筋骨僵硬与粘连，修复肩关节运动功能。

方法1： 击打法——用拳头击打肩关节周围。击打时，酸胀痛特别明显，但又十分爽快。也就是痛并快乐着！用指间关节的尖端击打能够透得更深，更准确。或用拍打棒拍打。

也可以用按摩锥或收住笔芯的圆珠笔尖端击打关节四周，笔尖端部分尽可能戳进关节缝隙中以松解缝隙中的筋膜。

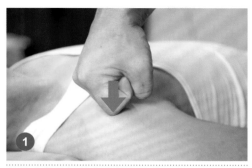

用拳头的指间关节击打肩关节

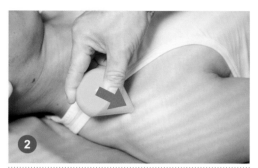

用锥状物击打骨头缝隙中的肌腱、韧带、关节
囊等致密结缔组织

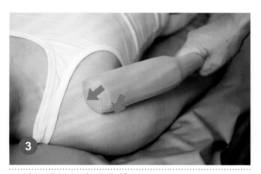

用拍打棒拍打肩关节前面

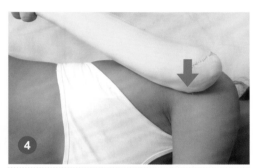

用拍打棒拍打肩关节后面

方法2：揉拨法——用拇指指尖深入肌肤揉拨肩周肌腱韧带，松解它们的僵硬。

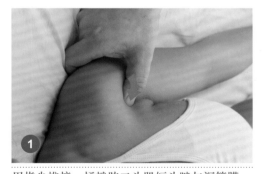

用指尖推挤、揉拨肱二头肌短头腱与深筋膜

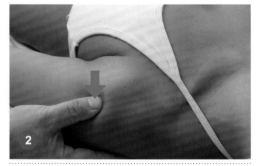

用指尖推挤、揉拨肩袖深筋膜

 叮嘱：

　　肩周炎可以在家人的帮助下治愈。天天拍打（力度要大一点，太小了不能有
效松解深筋膜）肩膀周围加上上举胳膊，既能松解紧缩的肌腱、韧带，又能帮助

修复肩关节的功能，这样的治疗效果不比医院差。许多人五十岁以后，肩周的麻烦便一直伴随着，所以需要经常拍打肩部来改善其活动状态。肩部是个很容易受到损伤的部位，一是因为肩关节是人体最灵活的关节，每天的活动量大，容易累；二是因为夜晚睡觉的时候，盖着的被子容易滑落，露出的肩膀容易承受寒气的侵袭；三是因为肩部的血液供应没那么丰富，不容易自我修复。

故事：

从医以来，我虽然治疗过许多肩周炎患者，但并没有感觉自己肩膀的问题有多么严重，等到自己五十多岁，发现肩关节的问题越来越明显，每天早晨醒来，肩周就感觉不舒服。原来每天晚上盖在肩上的被子都滑落了，肩膀被冻得僵硬。后来我每天晚上睡觉的时候，就穿一件薄薄的棉毛衫，以保护肩膀不受风寒侵袭，早上醒来的时候就舒服多了。

4　按摩大腿防治股骨头坏死

功效：松筋活血，防治股骨头坏死。

方法1：指拨法——用拇指刺激拨动整个大腿侧面。

方法2：掌压法——指头揉按时酸胀痛感较为强烈，用掌面或者掌根压按就比较能接受。由轻到重，一直压到肌肉松解下来。

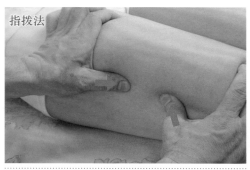

用拇指压紧大腿外侧，用力推挤肌肤深处，得气感十分强烈

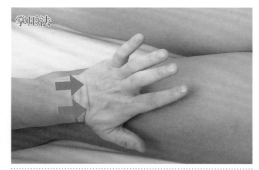

用掌根压紧大腿用力推挤大腿深层。不要在皮肤上滑动，而是先固定住后再挤压，而后抬手换另一处进行相同的操作

方法3：拍打法和拳击法——用拍打棒或者拳头击打整个大腿前面和侧面，酸胀痛感强烈。因为接触肌肤时间短促，成人和孩童都能接受。击打强度应由轻到重，

以受治疗者能接受为度。

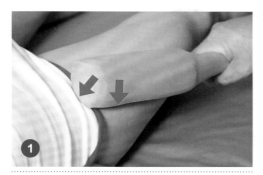

① 用拍打棒拍打大腿前侧和外侧

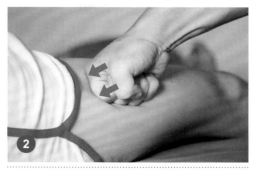

② 用拳头击打大腿前侧和外侧

 叮嘱：

因为站立要保持身体左右平衡，大腿肌肉和筋膜很容易因劳累而紧缩，所以按压起来比较疼痛。强调大腿外侧正中线的"胆经"概念容易误导大众，因为这并不是某一条线的问题，整个大腿外侧都需要经常拍打揉按。所以对大腿外侧的按摩不是线的按摩，而是面的按摩。

故事：

我曾经给某单位职工做了半年的集体保健，该单位工作人员非常喜欢我的按摩，他们还给我的按摩编了顺口溜，大概是按小腿、颈部、大腿、肩部等的疼痛程度排列。这些酸胀痛明显的部位往往是很容易受累的部位，深筋膜和肌肉因为劳累而紧缩，而越紧缩按起来越感到疼痛。

大腿容易劳累，自然容易造成深筋膜、韧带等的紧缩僵硬，从而压迫大腿骨头周围的血管，甚至断绝股骨头的血液供应，形成股骨头血液供应的枯竭，最终造成股骨头坏死。从这个角度来看，按摩刺激大腿来松解深筋膜，对防治股骨头坏死非常重要。我在实践中治疗过一例已经部分形成股骨头坏死的患者，按摩竟然明显改善了他的临床症状。

5 　按摩小腿化解颈腰背疼痛

功效：松解小腿紧缩，解除身体疲劳，化解颈、腰、背部疼痛。

方法 1: 掌根压按法——用掌根压按整个小腿的肌肉, 有非常强烈的酸胀痛感。

方法 2: 手指揉拨法——用手指指尖或指腹直接揉拨紧缩的肌肉和肌腱。

方法 3: 小腿反向拍打法——躺在床上, 高抬下肢, 再用力将小腿对准某个硬物砸下去, 通过硬物的反向作用力按摩刺激小腿紧缩的肌肉和筋膜。此方法适合单人旅游, 或者在睡觉前使用, 可消除疲劳和促进睡眠。

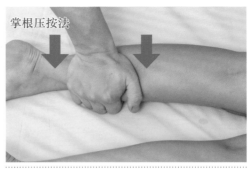

掌根压按法

用掌根压紧小腿后侧跟腱和肌群, 逐渐向下用力按压推挤, 有极强的得气感

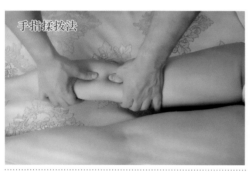

手指揉拨法

拇指指尖压紧小腿后侧肌群, 用力挤压、揉拨刺激小腿深处

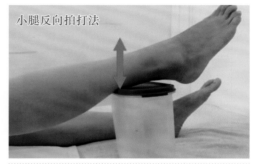

小腿反向拍打法

可以选用诸多的家庭生活用品垫在小腿下, 抬高小腿用力击打物体, 利用物体的反作用力刺激小腿深处肌群和跟腱

叮嘱:

小腿是身体的长工, 每天站立、走路都要靠它, 但是我们却很少关照它, 使其因劳累变得越来越紧绷。紧缩的小腿会严重挤压小腿里面诸多的血管, 并对整个身体的血液循环造成障碍。这是小腿按摩起来比其他部位更痛的原因, 也是小腿容易抽筋的原因。所以, 要经常压压小腿, 给小腿松松筋、活活血。运动员比赛后一定需要按摩松解小腿的紧缩。旅游时最受累的部位是小腿, 需要躺在床上来反向敲击以松解其紧张。因为身体最累的是小腿, 小腿的紧缩最严重, 所以按摩的刺激性最强, 按摩时感觉最痛。但是, 这种强烈的酸胀痛能引起身体强烈的调整效应, 所以有益于化解全身不同部位的疾病症状, 比如它会对颈部的劳累起到缓解作用。

故事：

我在开始学医的时候，不理解为什么小腿抽筋是判断缺钙的重要指标，为什么判断缺钙时不看其他部位是否抽筋，问了很多医生都没有答案。最后这个答案在我自己的按摩实践中终于找到了。但是，小腿抽筋未必一定是缺钙，如果小腿过分劳作，本身会太过紧缩以致非常容易达到抽筋状态。也就是说，抽筋也许是缺钙的表现，但小腿紧缩一定是劳累造成的，是小腿的紧缩引发了抽筋。一位香港客人这样形容按摩小腿后的感觉：非常轻松，飞一样地到了香港。

6 | 膝盖痛按摩法

功效：治疗膝关节疼痛，防治深筋膜结缔组织失水硬化。

方法1：膝周指尖揉拨法——用手指揉拨膝关节周围的肌腱、韧带和关节囊。

方法2：腘窝揉拨法——找到腘窝下方腘肌（椭圆白纸覆盖处），揉拨松解该肌肉。许多膝关节的疼痛就是该腘肌扭伤所致。

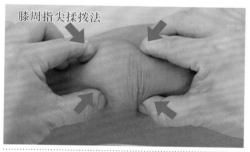

膝周指尖揉拨法

用手指指尖在膝关节四周推挤缝隙和关节囊、韧带、肌腱

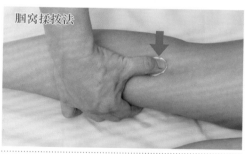

腘窝揉拨法

用拇指指尖在白色椭圆标记的腘肌处按压，以松解紧缩的腘肌

方法3：膝关节硬物拍打法——用塑胶瓶、水杯、圆珠笔等硬物敲打膝关节周围，换种方法或角度来刺激松解筋骨。古代砭石疗法大概就是在硬物拍打的基础上形成的。我在电脑前用透明胶带捶打自己的膝盖周围，治好了膝盖周围的韧带扭伤。透明胶带既有硬度又有柔软的特点。我还研制了柔软而有韧性的带

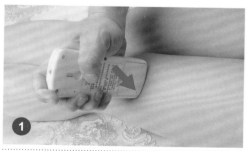

用电视机遥控器的一角击打膝关节四周的深筋膜，力度以可承受为度

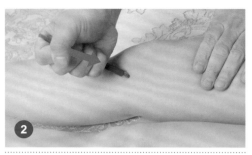

用收住笔芯的圆珠笔笔尖击打膝关节缝隙，可以寻找受伤而紧缩的部位以松解之

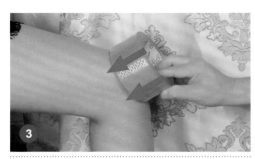

用透明胶带圆形侧面罩住膝盖击打膝关节周缘

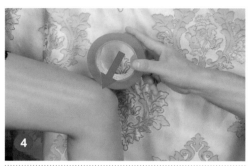

用通明胶带正面击打膝关节及其周缘，由轻到重，以可承受为度

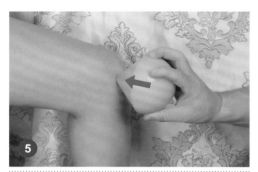

用锥状物的尖端或者收住笔芯的圆珠笔的尖端击打膝关节的缝隙处，松解里面的深筋膜

尖端的松筋按摩锥，用以击打狭窄的关节缝隙，以松解缝隙里的筋膜。临床操作时我们也可以用收住笔芯的圆珠笔的塑胶尖端击打关节缝隙,用以寻找和松解筋骨的损伤。

　　用透明胶带的侧面敲打膝关节，边敲打边寻找痛点，既可以松解受伤紧缩的筋骨，又能缓解关节的劳累与紧张。敲打力度可重可轻，以有酸胀感为佳。用透明胶带正面敲打膝关节，也可以用透明胶带拍打整个身体。

 叮嘱：

　　中国有"筋长一寸，寿延十年"的说法。筋长就是筋柔软，好似可以拉长。膝关节是身体最复杂的关节，韧带和筋膜分布密集，平时非常容易失水僵硬，特别是老年人，经常拍打和揉拨可以使之松软而又保持韧性。

　　锅碗瓢盆皆按摩，酸胀苦痛要得气。用硬物拍打大概等同于古代的砭石疗法，它也的确可以有效松解筋骨。我用透明胶带击打右膝关节及其周围，因为触碰到了膝关节受到损伤的部位，使受损部位的筋骨得以松解和恢复，所以产生了疗效。拍打时的力度以有酸胀痛感但又能忍受力度。拍打时可每天多次,每次几分钟即可。

故事：

　　我自己左腿病残，主要靠右腿支撑身体，所以右腿用力过多往往容易受伤，有时候，我的右膝关节韧带和筋膜因为受损在上楼梯时疼痛到不能发力，我就用一些硬物击打膝关节周围及其缝隙，结果，膝关节就被我这么敲打好了，现在又可以轻松上楼梯了。击打时只要不是蛮力就可以，但是一定要有酸胀痛感。

7　关节炎与运动损伤的按摩防治

　　功效：松解筋骨，减轻疼痛，活血消肿，促进病损部位的积极修复。

　　方法1：关节周缘指尖按摩法——用指尖点状挤压与刺激关节周围的缝隙和凹陷，寻找受损部位以促进其松解与恢复。

　　方法2：肌肉与肌腱边缘按摩法——用手指对肌腱与筋膜进行揉拨刺激，可有效松解结缔组织的紧缩与僵硬，激发受损部位的修复与调整。

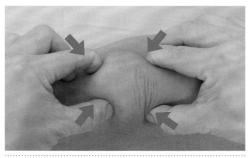

用指尖推挤、揉拨膝关节周围缝隙中的肌腱、关节囊等深筋膜组织

　　方法3：关节周围点状击打法——用软硬适当的物体击打刺激受损部位会使之松解以利修复。

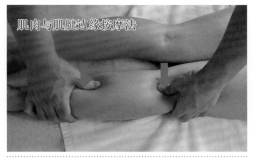

用指尖推挤、揉拨小腿后侧肌肉群

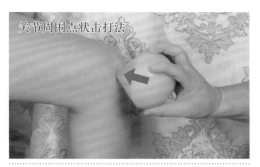

用按摩锥击打关节周围的肌腱、关节囊等深筋膜

 叮嘱：

　　关节囊与肌腱、韧带这些致密结缔组织受损伤后会因为失水而致紧缩乃至僵

硬，接受刺激后就会松解，重新吸水，而后变得柔软。

击打的力度以有酸胀痛感并可以承受为佳。击打对正常的关节周围组织具有活血、软化、防止扭伤等作用，对受到损伤的较硬的组织则有松解和修复的作用。

📚 **故事：**

用手指指尖发力给别人治疗是容易的，但是给自己损伤的膝关节治疗就不好操作了。我曾试着用圆珠笔、透明胶带、塑胶盒击打自己的膝关节周围，往往可以击中受损的一些点并产生明显效果。后来，我尝试着做出了硅胶按摩锥，既能有力击打身体，又有极好的弹性和韧性，有利于非专业人员使用。经常用这些击打身体既有积极的治疗作用，又有良好的保健作用。

三、内 科

1 胃溃疡的自然疗法

功效：缓解与消减胃部不适。

方法 1：内服外治法——腹部按摩加口服蜂蜜。用四指指尖挤进上腹部，触动肠胃，影响和调节肠胃的运行过程。

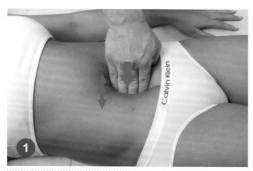
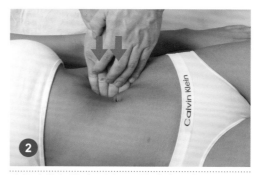

将四指指尖由腹部肚脐处挤进腹部深处，有力但缓慢柔和地触动几下深处的小肠，然后抬起手沿肚脐向上、向下、向左、向右移动，重复触动腹部深处，刺激和调节肠胃的功能状态

先按摩腹部肚脐四周后再按摩左上腹部胃部区域，用四指指尖挤进去揉拨深处

方法 2：全身按摩法或者全身拍打法——促进身体的调整，以利于肠胃局部的修整。

叮嘱：

人们身体皮肤表面的溃疡，一般都能得到或快或慢的自动修复，因为表皮细胞或者黏膜细胞的再生能力非常强。但是，胃部表面的溃疡因为不断感受到胃酸等的刺激，所以胃内表面的黏膜细胞溃疡后很难自动修复。我们可以经常食用黏稠的蜂蜜，使其在胃黏膜上形成保护层，减少胃酸刺激的强度，便可促进胃黏膜的自我修复。

柔和地按摩刺激腹部，特别是触动到胃肠，可以松解胃肠的紧缩疼痛状态，促使其变得柔软以利于修复。

故事：

小时候听一个军人叔叔诉说他患了胃溃疡，但是吃了一种非常黏稠的药物就治好了。当我的妻子患上胃溃疡服药治疗无效后，我就想到了这种非常黏稠的东西，想到了胃黏膜表面特殊的胃酸环境，故采用频繁口服黏稠的蜂蜜的方法以图其能遮盖胃黏膜表面而抵御胃酸的侵袭，结果效果非常好，竟然治愈了妻子的胃溃疡。我把这种方法介绍给了其他患者，也收到良效。

2 按摩肠胃防治便秘、腹泻

功效：促进肠胃蠕动，防治便秘、腹泻，调整全身气血。

方法 1：四指推拨法——四指指腹缓慢挤进腹部深处，缓慢而有力地推、拨腹部深层，有的人有酸胀痛感但同时又有舒服感，勿用暴力。

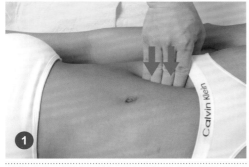

最好由左下腹部开始，用四指指尖挤进腹部深处推挤几下深部组织，然后往上腹部移动，采用类似的方法触动腹部深层组织，继之将整个腹部都触动到

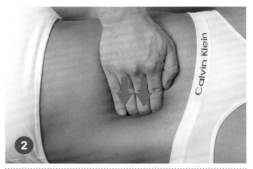

顺着肌肉边缘挤进右下腹部深处触动深处的肠胃组织

方法2：掌推法——用掌面按压腹部并来回推动。

方法3：拍打法——用各种拍打棒或者手掌、塑胶瓶等有弹性的物品拍打腹部，由肚脐开始，直至拍到整个腹部。右肋下的肝脏部位尽量不拍打。拍打腹部轻重有度，以舒服为宜，每次2～5分钟即可。

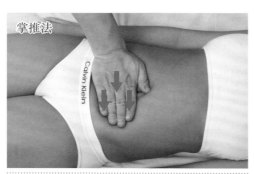

掌推法

将整个手掌压紧肌肤，逐渐用力至深处，再平移手掌，以期触动到深处的肠胃组织。时间由几秒到一两分钟都可以，触动过程一般比较舒服

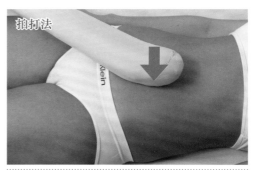

拍打法

动用手腕的力量，有弹性地敲打腹部。先敲打肚脐及其四周，再环绕肚脐敲打整个腹部

（注意：右上腹部为肝脏部位，最好不要敲打）

 叮嘱：

要经常用手触碰肠胃，以调节肠胃的生活状态。肠胃管壁上布满致密结缔组织，这些组织需要经常的刺激触动以保持其柔韧性，避免肠胃管壁的僵硬，如此才能保持肠胃良好的运动性能。肠胃管壁上还环绕着肌肉组织，其对触碰牵拉动作比较敏感，所以触碰肠胃也可以对这类组织产生积极的促进和调整作用。

以肚脐为圆心向外逐渐扩展，中心圈部位是小肠，四周是大肠，胃部在左肋下。缓慢深压拨动肠胃，可改善肠胃的功能状态。肠胃的血管系统非常丰富，如果腹部受到暴力或者极度寒冷刺激会使血管全部扩张而容纳过多的血液，以致影响大脑和心脏的供血，诱发晕倒。所以，腹部忌讳暴力刺激。

最好先按摩四肢改变身体状态后再按摩腹部。

3 | 便秘与腹泻按摩法

功效：舒缓腹部不适，调整肠胃功能，防治各类腹泻和便秘。

方法 1：腹部揉拨法——腹部按摩一般先用整个手掌面柔缓地推动腹部，然后再用指尖深入揉拨。

方法 2：腹部拍打法——用各种拍打棒或者手掌、塑胶瓶等有弹性、有节奏地拍打腹部。

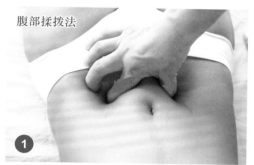

用拇、食二指指尖挤进腹部深处揉拨、推挤深部组织

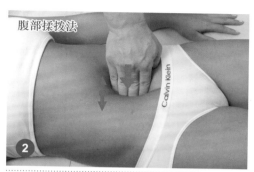

用四指指尖挤进腹部深处触动深处组织

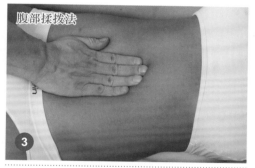

用手掌平压在腹部，压紧肌肤触动腹部深处的组织

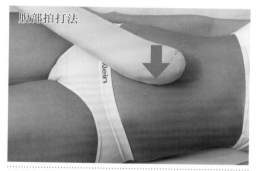

用拍打棒有弹性地拍打腹部，右上腹部尽量不拍打，避免击打到里面的肝脏

方法 3：全身按摩刺激法——通过激活全身的功能状态来影响肠胃的功能状态，特别是肢体远端的手脚部位（具体方法已如前述）。

 叮嘱：

急性病来得快，去得也快，慢性病则不然，需要耐心反复按摩。急性腹痛时不能直接按摩腹部，需要先刺激四肢缓解急性症状，然后再缓慢揉拨腹部。慢性腹痛时可以直接揉按腹部，但需要与按摩刺激四肢配合，以便对整个身体状态进行调整与调衡。按摩腹部切忌暴力。

便秘的按摩方法与腹泻几乎一样，因为双向调节是中医的一个特点，也是身体自我修复和调整的自然规律。

📖 **故事:**

中央电视台的《中华医药》节目曾介绍过，北京一位80多岁的老中医自己患上了严重的腹泻，怎么吃药都无效，只好自己天天给自己进行腹部按摩，坚持了半年，终于治好了自己严重的慢性腹泻。

4 拳头击打促睡眠，防治感冒

功效: 活血祛湿，消减疲劳，促进睡眠，防治感冒。

方法: 以接触部位的不同分为平拳击打方式、指间关节拳击打方式、掌底拳击打方式。通过击打身体来松解深筋膜。击打时由轻到重，以有酸胀痛感但又能够承受为宜。击打后肢体发热而舒服。

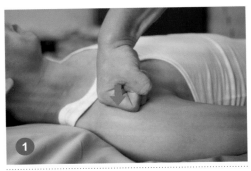
最常用的平拳击打方式

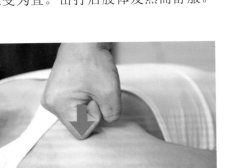
比较尖锐的指间关节拳击打方式

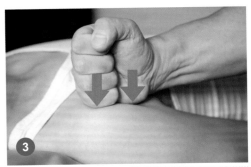
比较柔和的掌底拳击打方式

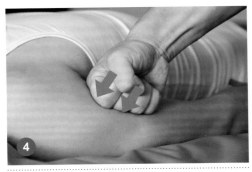
平拳击打上臂肌肉群

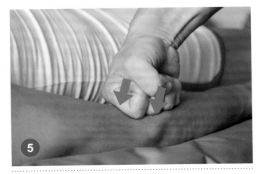
平拳击打肘部肌肉群

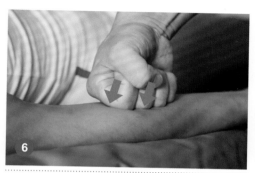

平拳击打前臂内侧肌肉群

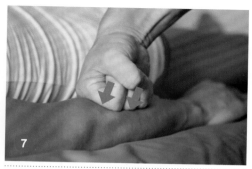

平拳击打前臂外侧肌肉群

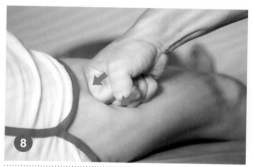

平拳击打大腿前侧肌肉群

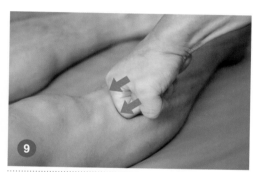

平拳击打小腿前侧肌肉群

 叮嘱：

　　肩关节周围、前臂内外侧、大腿外侧和前侧、小腿内外侧部位的肌肉群往往是最为劳累的部位，因此深筋膜的紧缩状态比较严重，以致按摩刺激很容易得气，所以为重点击打部位，可引发身体足够的反应和改变，对局部和全身都能产生防治疾病的效果。这些部位应每天击打多次，每次时间几分钟至几十分钟不限。拳头击打疗法对身体的好处超过了我们的想象，一定要尽可能地天天拍打身体，特别对我们年老的父母。这种方法没有太多技术含量，谁都能掌握，是老百姓健康长寿的好办法。拍打时要注意保持足够的时间，拍打的部位和力度以击打时有些酸胀痛感觉但又能承受为佳；或者说，拍打时要得气，得气才有效。每天都需要拍打身体，患病时尤为需要。

5　感冒发热按摩法

　　功效：松解深筋膜，促进血液循环，通过发汗退热，调理身体。

方法 1：肩肘大腿刺激法——刺激肩周和大腿时得气感强，效果快，可多刺激。

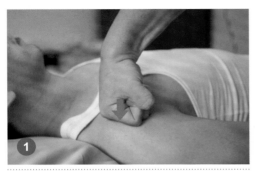

用拳头击打肩部前侧和外侧，得气感较强

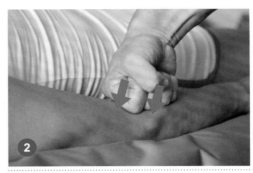

用拳头击打肘部

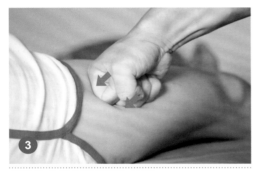

用拳头击打大腿前侧和外侧

方法 2：四肢远端刺激法——急重病都需要刺激四肢远端，反应强，身体调整快。

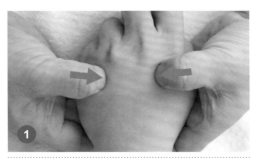

将指尖挤进掌骨指缝之中，向里面、手腕部推挤刺激，引发得气感

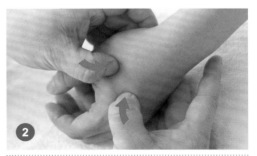

用指尖挤按掌骨边缘，引发得气感

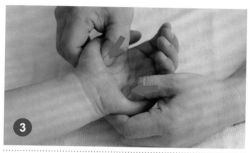

用指尖或者指腹推挤、揉拨鱼际肌。拇指侧的称为大鱼际肌，小指侧的称为小鱼际肌，两部位对刺激都较为敏感，是抢救患者时必选的部位

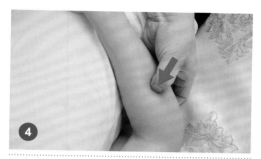

用指尖或者指腹揉拨、推挤前臂肌群与深筋膜

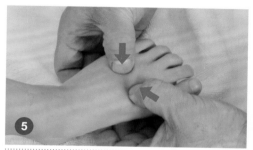

将指尖挤进骨缝之中，向深处、脚踝方向推挤

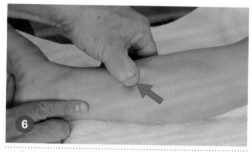

用指尖刺激小腿内侧和外侧的骨边缘和肌肉深筋膜

方法 3：下颌刺激法——手指沿下颌骨内侧深入里面，刺激下颌内的组织和淋巴结，促进局部的血液循环和抗病能力。

 叮嘱：

操作时要把握刺激的度，让受按摩者面对逐渐加重的酸胀痛感时再坚持一下，就像拱过一个山坡，病情会有大改变。感冒状态下，身体特别紧，与重度风湿证特别像，所以按摩方式也一样。按摩

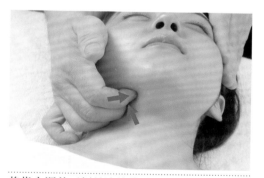

将指尖顺着下颌骨边缘挤进下颌深部触动里面的组织，特别是里面的淋巴结

后即使没有很快退热，也会促进感冒症状的改善，有益于身体的好转，增强药物的疗效。孩子感冒发热时，可首先揉按孩子的肩周，你会发现肩周很紧，按摩时孩子也感到难以忍受，多刺激几下，孩子就会出汗，出汗就容易退热。有的孩子在按摩

肩部的时候会喊：妈妈，救我！对于成人的感冒发热来说，按摩也是很好的选择。

故事：

一个开中药连锁店的老板，过去患上重感冒的时候，掐头去尾也得需要一个月的时间才恢复，并且还要躺上几天。有一次重感冒时他接受我的按摩治疗，我每一次按摩发力他就立即全身出汗，按摩后当即明显好转，一两天就恢复正常了。

6 | 睡眠呼吸暂停综合征按摩法

功效：调整咽喉、口腔与颌下软组织等部位的张力，改善呼吸道的功能状态，帮助正常呼吸，改善睡眠质量。

方法1：颌下推擦法——用双手四指指腹贴紧肌肤快速直线来回推擦，刺激颌下和舌根等软组织，激活或者改善它们的功能状态。

方法2：颈前推擦法——将双手指尖和指腹贴紧肌肤快速直线上下推擦，触动咽喉部等器官组织，使之改变不良状态，抬升下垂组织，改善呼吸功能。

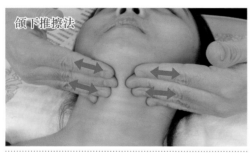

用润滑液和水湿润皮肤，双手四指指腹横向快速往复推擦肌肤，每次几分钟不等

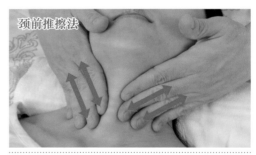

用润滑液和水湿润肌肤，双手四指指腹上下直线快速往复推擦肌肤，特别是咽喉部，尽可能触动到咽喉内部

方法3：全身按摩调整以及拍打刺激——全面刺激身体，特别是身体远端的敏感部位，如肩周、前臂内外侧、大腿前侧和外侧、手脚敏感点等，从整体水平状态来影响咽喉部状态，方法亦如前述。具体操作方法可参考"风湿证（湿气）按摩法"。

叮嘱：

对颈前与颌下的推擦刺激可以有效加强局部肌肉的肌张力和敏感度，消减慢性炎症，上抬下垂组织等。

咽喉部位的柔软组织或者下垂或者松弛，都会给呼吸过程造成障碍，需要刺激以促进其功能。

📚 **故事：**

50 岁的杨先生患有睡眠呼吸暂停综合征，夜晚睡着后容易发生呼吸暂停，过去一直使用呼吸机来防治此现象，并且用坏了两台呼吸机。经过我们的按摩刺激，他的呼吸暂停现象明显改善，可以不需要呼吸机了，现在身体功能状态非常好，精气神有了较大的改变。

一位患者因脑部肿瘤引起肢体瘫痪，也引起咽喉部肌肉的轻度瘫痪，表现在喝水的时候不能快速，一快速就呛着咽喉部。他在经过 10 次左右的按摩刺激后，快速喝水呛喉咙的现象就消失了。

7 哮喘病按摩法

功效：调整肺脏功能，快速松弛支气管平滑肌而达到止喘的目的。积极快速调动身体自愈力，改善整个身体的功能状态，从而防治哮喘。

方法 1：四肢远端刺激法——按摩刺激手脚、上臂和前臂、大腿、小腿等的骨头边缘，引发酸胀痛的得气感觉，通过反射使得肺脏的支气管平滑肌松解下来。

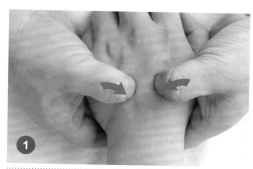

用指尖挤进骨缝中推挤深处组织

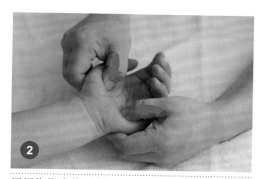

用拇指指尖挤压刺激大小鱼际肌

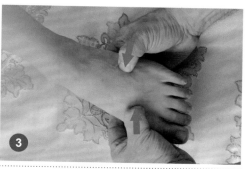

拇指指尖掐进骨缝中挤压刺激深处组织

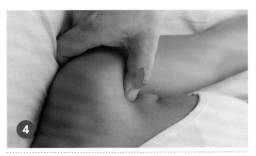

用指尖揉拨、推挤肩部的肩袖、肌腱、关节囊等组织，得气感较为强烈

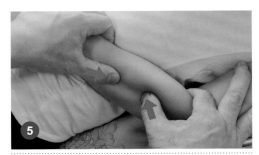

用拇指指尖挤压、揉拨前臂肌群与深筋膜

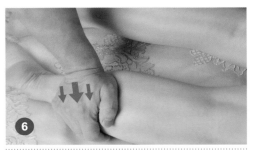

用掌根用力压、推、挤、按小腿肚的肌肉群

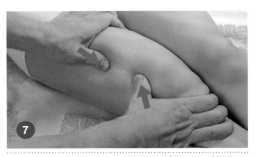

用指尖揉拨、推挤大腿外侧与前侧的深筋膜

方法 2：背部胸廓按压法——双手手掌压紧背部，用掌根发力推压肌肤，尽量使胸廓随着按摩有节律地运动，以牵动胸廓内的肺脏，使肺脏内的支气管随之产生牵拉运动，从而改善支气管的状态。

方法 3：全身拍打法——每天坚持用拍打棒或拳击拍打四肢和背部。

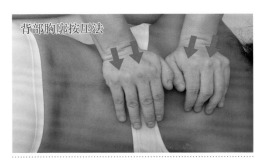

用双手掌根压住背部向对侧下方推按摆动身躯，特别注意压按胸廓来改善胸廓的状态

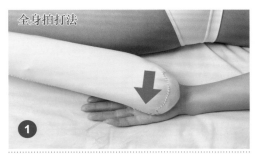

用拍打棒拍打四肢

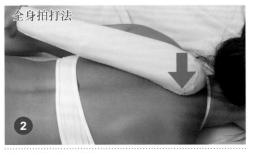

用拍打棒拍打背部

叮嘱：

肺部支气管平滑肌持续收缩是哮喘的主要病理原因，按摩刺激身体一般可以很快松弛这种病态的平滑肌收缩现象。按摩可通过反射引起平滑肌的松弛，长期坚持就能保持身体的正常功能状态，从而防治哮喘病。刺激的时间需要足够，刺激强度要大，最好有明显的得气感。

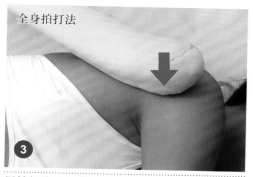

全身拍打法

❸ 用拍打棒拍打肩背部

治疗小儿哮喘也可以采用捏皮手法，即捏住背部较多的皮肤提拉上举。

电视连续剧《神医喜来乐》中至少两次提到哮喘难治，有"内不治喘，外不治癣"之说，现代医学也表现出对哮喘的诸多无奈，比如小儿哮喘就非常难以完全治愈。我在治疗中发现，只要我们坚持按摩身体，是可以将哮喘根治的。

故事：

1988年我在武汉大学深造期间，开设了校园诊所，有一位男教师因继发性哮喘发作来诊。这个老师连续四年发作哮喘，一发作就得住院，住院至少一个月才能好转。经我按摩十次后，他的哮喘停止，也没因加剧而住院。第二年这个老师又来了，来问我他今年怎么没发作哮喘，我告诉他坚持按摩改善全身状态，是完全可以治愈哮喘病的。

8 ｜ 饮痛入眠法

功效：使身体产生酸胀痛感，以松解身体、缓解劳累，舒筋活血养身体，有益大脑入睡眠。

方法1：击打法——在肩关节四周、大腿前侧和外侧，采用拳头、塑料瓶等硬物（有一定柔韧性为宜）拍打，刺激强度以产生明显的酸胀痛的得气感但又能忍受甚至舒适为佳。

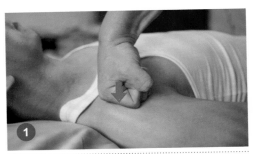

用拳头击打肩部几分钟不等，可轻可重，以有酸胀痛感为佳

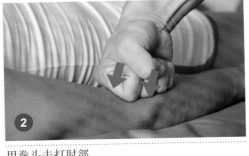

用拳头击打肘部

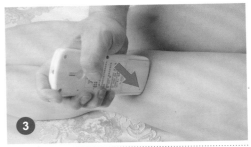

用电视机遥控器击打大腿、肩周、前臂内外侧

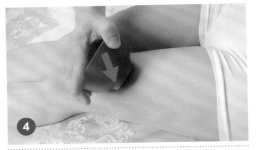

用吃饭的瓷碗碗底击打大腿前侧

方法2：垫枕法——将硬物垫在颈部和大腿容易劳累的部位，容易得气，产生酸胀痛，酸痛过后易入眠。

采用既有一定柔软性又有一定硬度的球体垫在身下可发挥反向按摩的作用。有些给宠物狗撕咬的球体蛮好用的。

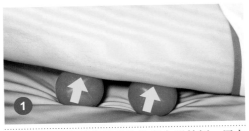

用有弹性又有硬度的球体垫在大腿外侧，用大腿压住，这种压力会促使球体产生对大腿外侧的托举力，并刺激大腿外侧的髂胫束深筋膜，引起酸胀痛的得气感

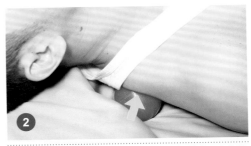

用球体垫在背部、臀部、小腿下方等都可以促进睡眠

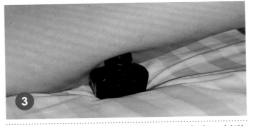

将墨水瓶垫在身下进行刺激以防治疾病，刺激的时间不能太长

网球硬了一些，不是特别好用。

　　我最早用墨水瓶垫在身体下面以进行刺激并防治疾病，但是墨水瓶太硬，力度过大。现已制作出专门用于按摩的、柔软的按摩球，无条件时也可用塑胶瓶子替代。

 叮嘱:

　　有句名言说得好：痛并快乐着。身体经历过酸胀痛后就会舒服，且容易进入睡眠状态。太硬的物体只可垫半小时左右，柔软的物体可以垫一个晚上。

9 搓头防治头晕、头痛

　　功效:消减疲劳与困顿，防治头晕和头痛，大病小病都适用，急症重症都好用。

　　方法1: 隔巾搓擦法——用手指四指指尖隔着毛巾在耳际上压紧头皮，前后快速往复直线搓擦头皮，以头皮发热舒服为佳。

　　方法2: 指关节搓擦法——握拳，指间关节的尖部顶在头部侧方的头皮上，快速来回搓擦。这种搓法刺激强度较大，得气感强，更有效。

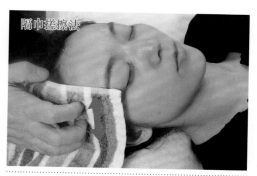

将毛巾垫在指尖与头皮之间，压紧毛巾前后位快速直线往复搓擦头皮，由耳尖扫描式地向头顶方向搓擦，可以向上、向下重复几遍，头皮往往有发热感

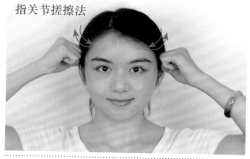

自己握紧拳头，用双拳的指骨间关节的尖部压紧头皮前后推擦

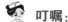 **叮嘱**:

　　自古养生重养脑，从来治病先治头。头部侧方的神经远比头正中的多，血管也更丰富，搓擦头部侧方对松解头部非常有效，并有着舒服的感觉。在许多疾病的治疗过程中，对头部的按摩可以强化治疗效果。

10 眩晕症按摩法

功效：快速消减头晕头痛等症状，快速恢复头部正常功能。

方法1：头部揉拨按摩法——用手指指尖揉拨头部深层，直接作用于头骨上，特别是骨头边缘上（例如耳朵后面的乳突周缘），调节头部和耳朵里面的状态。尽量将整个头部都按到。揉拨力度以能得气但又能忍受为佳。

方法2：头皮搓擦法——双手卷拳用指骨间的关节尖压紧头皮，快速直线来回搓动，有力刺激头皮。

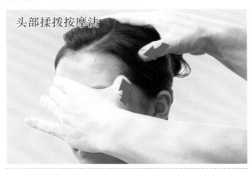

头部揉拨按摩法

用指尖按紧头皮揉按，以头两侧为主，头顶也可以这样揉按

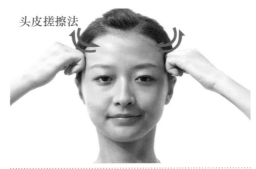

头皮搓擦法

自己握紧拳头用指骨间的关节尖顶住头皮做直线往复搓擦

方法3：眼球按摩法——用指尖压紧眼球来回揉拨眼球，可以调整头部的感觉状态。

方法4：四肢刺激法——用手指刺激或者拳击四肢，引发较强烈的得气感，诱发身体自我调节 [具体操作见风湿证（湿气）按摩法]。

方法5：颈椎筋骨松解法——用手指揉拨颈部的深筋膜、韧带和肌腱，松解它们对神经和颈部血管的挤压。此法尤其适用于颈椎病引起的眩晕。（具体操作见"颈椎病按摩"）。

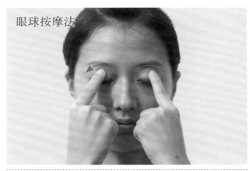

眼球按摩法

自己用食指指腹顶住眼眶压在眼球上，左右来回揉拨眼球

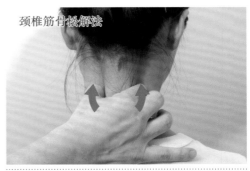

颈椎筋骨松解法

用指尖顺着颈部肌肉的边缘挤进肌肤深处揉拨松解深部的肌肉与深筋膜

叮嘱：

四肢刺激法要尽可能地强烈一点，以引起身体积极的反应来改善头部症状。

头皮搓擦法要尽量将整个头部皮肤都刺激到，因为头皮上布满了神经末梢，可以强烈地兴奋神经系统，从而调动神经系统的调整能力。

头晕的原因有内耳的淋巴液失衡、颈椎的紊乱等。按摩调整耳朵和颈椎等都有助于增强疗效。

故事：

1977 年我参加高考，落选后发作了眩晕症，天旋地转，很难受。我学会按摩后，发现用按摩法治疗眩晕症效果非常好。有的人发作眩晕症一般要住院半个月，但经过我按摩后可当即好转，不需住院治疗且照常工作，几次就可完全恢复正常。

11 | 止吐、催吐按摩法

功效：改善肠胃功能状态，调整全身功能状态，止吐安胃，催吐爽胃。

方法 1：四肢按摩法——刺激或者击打手部和四肢敏感部位，积极引发身体反应和调整。

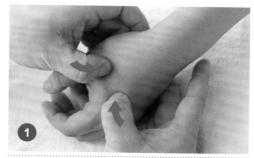

指尖压紧肌肤朝骨头上用力刺激，以有可以承受的酸胀痛感为好

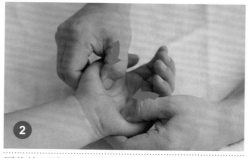

围绕这两块肌肉用指尖挤压揉按刺激，以有可以承受的酸胀痛感为佳

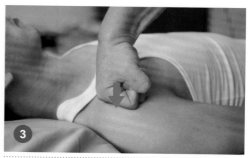

采用平拳击打肩周肌肉，以有酸胀痛感为佳

方法 2：腹部按摩法——按摩四肢并在等身体反应稳定后，用手指挤进腹部深层，缓慢揉按腹部，以温柔手法为主。用手掌或手指都可以，应尽可能揉按整个腹部。

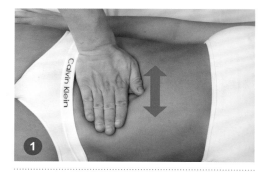

整个手掌均用力压按腹部，压紧后再推动深层组织

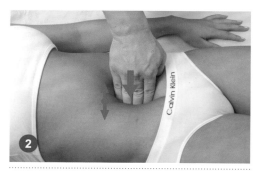

指尖缓慢挤进腹部深层，来回拨动深层组织（注：此法有酸胀痛感，勿用暴力。可在整个腹部逐次采用此法）

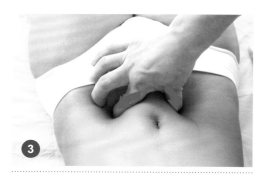

叉开拇、食二指缓慢挤进腹部深层，再拨动深处组织

叮嘱：

　　按摩既可止吐，又可催吐，这种双向调节的作用就是中医的一大特色。不是所有的呕吐都要制止，有时候催吐也是需要的，能够迅速改变病情。催吐后可用腹部热敷法进一步缓解症状。酸菜坛子里的酸水对肠胃不适特别有效，可促进肠胃功能的运行。肠胃是最为敏感的器官，全身突发的任何不舒服基本都会影响到肠胃功能。

故事：

　　20 世纪 80 年代，我有一次坐卧铺往北走，在车上听到广播找医生看急诊，一个江西男人晕火车。这个男人在大海中坐船都不晕，唯独对直线行驶的火车晕，晕的时候就想吐，但就是怎么也吐不出来。我给他按摩刺激后，他很容易就吐出来了，吐完后就感觉轻松了。

12 | **偏头痛的按摩防治要点**

功效：舒爽身体，消减头部疼痛，对症改善恶心、呕吐、烦躁不适等身体应急症状。

方法1：头部毛巾搓擦法——防治焦躁与紧张。压住毛巾，指尖透过毛巾在头皮上直线往复搓擦，搓擦至头皮发热为佳。隔层毛巾搓擦比直接用手指按摩头皮要好操作且更加舒服。

方法2：眼睛揉拨法——安神镇静，舒缓身心。指尖揉拨眼球，或者在眼球表层短距离朝一个方向推挤，眼睛有酸胀感，

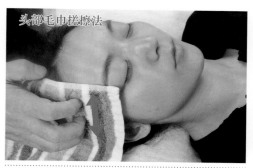

用指尖压紧毛巾在头皮上快速往复直线搓擦头皮

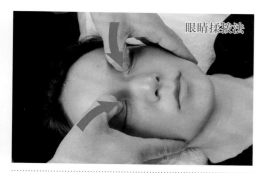

用拇指指尖从眼球内侧触摸到眼球后再逐渐加力推动眼球，力量以眼睛感到酸胀且舒服为佳

方法3：四肢远端按摩法——激发身体快速地调整。

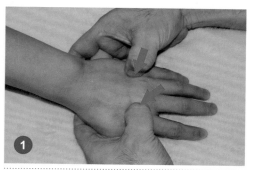

将指尖挤进骨缝中向内或向手腕方向推挤深处组织

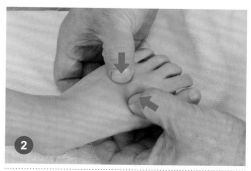

将指尖挤进骨缝中向深处或向脚踝方向推挤深处组织

叮嘱：

按摩是头痛最好的治疗方法。一般来讲,按摩治疗头痛大都有立竿见影的功效。头痛时,除了按摩头部、眼睛之外,还应尽可能地刺激四肢远端,引发足够的得气感,这样效果会更好。

13 | 面瘫的按摩防治

功效：增强面部神经、肌肉的敏感性,恢复并增强面部肌肉的肌张力,促进面部的血液循环,促进面部功能的快速恢复。

方法1：面部擦刷法——可以自己或者旁人用四指指腹压紧面部皮肤并做直线往复的快速推擦。

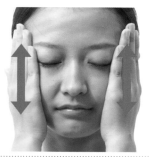

用自己的双手掌面压紧脸部皮肤,上下直线往复快速推擦肌肤

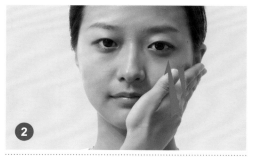

用自己的单手四指指腹压紧对侧面部,上下往复快速推擦肌肤

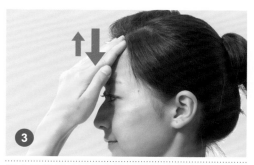

用自己的双手四指指腹压紧额头皮肤,上下用力快速擦刷肌肤,向下为主要的用力方向

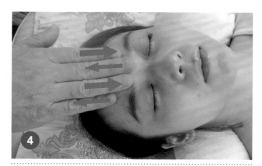

术者压紧额头主上下直线往复快速推擦肌肤,以向下用力为主

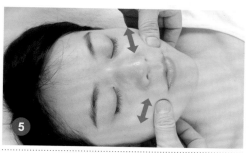

术者用双手的拇指指腹压紧面部皮肤横向直线往复快速推擦肌肤，尽可能推擦到更多的面部肌肤

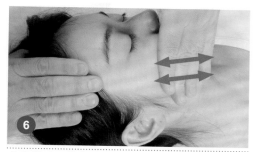

术者单手四指指腹压紧一侧面部皮肤快速直线往复推擦面部肌肤，主要是向上用力

方法 2：面部敲打法——用手指指尖敲打整个面部。

方法 3：全身刺激法——按摩全身以改善全身的功能状态及血液循环。可以参考风湿证按摩治疗方案中的全身按摩方法。

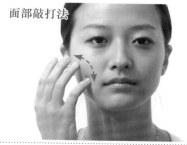

叉开四指用指尖敲打面部肌肤

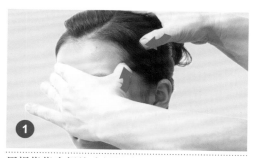

用拇指指尖揉按头部肌肤

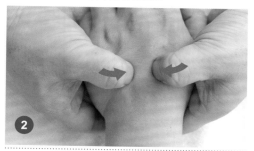

用指尖挤进手背部骨缝中推挤深部组织

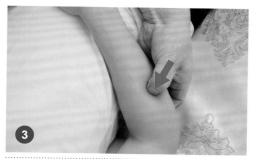

按摩刺激上肢尽可能多的部位，改善全身的功能状态

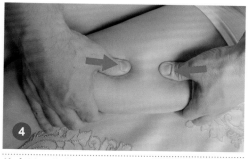

按摩尽可能多的下肢部位，充分调动全身的功能状态

叮嘱:

瘫痪需要尽可能早治疗,使潜能尽可能少遗失。这些潜能包括肌肉敏感性、肌肉纤维粗细、神经末梢敏感性、微循环状态等。中枢性面瘫和周围性面瘫采用的按摩方法几乎一致,这些方法既是锻炼肌肉的好方法,又是治疗瘫痪的好方法。一般的面瘫大多是可以自愈的,但是也要尽早刺激使之尽早恢复正常,以免因其他原因延误它们的自我修复,造成长久性瘫痪。对神经肌肉全面的、深刻的刺激比单纯的针灸治疗疗效要好得多,因为指腹对肌肤强有力的刺激能更强烈地唤醒肌肉和神经。

面瘫的发生与全身的功能状态密切相关,因此,治疗时也要积极改善全身的功能状态,不能仅仅治疗面部。面瘫的治疗不能仅仅依赖医院每天一次的专业治疗,也需要自己每天给自己按摩,以促进面部功能的积极修复。

逆着毛发生长的方向推擦皮肤,对神经、肌肉的刺激会非常强烈。就面部而言,毛发是向下生长的,所以,推擦皮肤时是以向上用力为主。

一位女性注射肉毒素后发生了面瘫现象,我们用这种快速推擦肌肤的方法,一次就使之恢复。

故事:

2017年春节前,深圳一位六十多岁的退休公务员面瘫两年多,故而寻我治疗。我检查后发现他的全身功能状态欠佳,且其近几年四肢发冷,猜测这也许是他面瘫恢复缓慢的原因。所以,在治疗时我加强了对他全身的按摩刺激,同时给予连续的面部按摩刺激,经过十次按摩治疗后,该患者的面部功能得到明显恢复,可以吹出口哨来了,手脚也暖和了,睡眠也好了。后来他把全家人都带来让我按摩调养。

14 | 癔症的按摩防治

功效: 打断癔症病情的恶性循环,改善患者的心理状态,增强患者的信心,迅速恢复患者的生活与工作能力。

方法：上肢的按摩刺激——刺激肩部、前臂和手鱼际部，都能引起较强的得气感，引发患者身体产生积极的反应，迅速发挥疗效。

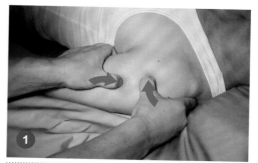

将指尖按在肌肉或肌腱边缘，逐渐发力推挤肌肉或肌腱，以有酸胀痛的得气感但又能承受为佳

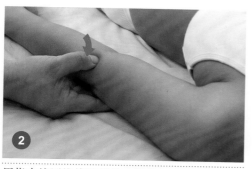

用指尖按压推挤肱骨外上髁的肌腱附着点以及前臂的诸多肌肉群

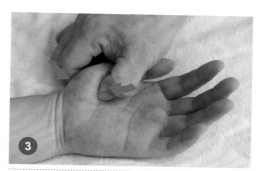

用指尖推挤或掐压鱼际肌

 叮嘱：

暗示对癔症具有较大的作用，而按摩是最好的暗示，并且按摩本身就能积极调动患者的身心功能，一举多得。

按摩强度适中，可以改善身体状态，调整患者的心理与思维状态，维持神经系统与肌肉系统的正常运转。

故事：

我在刚学医的时候，有一天在街上看到一位女性发病倒在地上，她的丈夫只能眼巴巴地拉着她的手。我上前告知我是医生，她丈夫也主动诉说她有癔症病史，我给她按摩了手指和前臂，很快这位女性就能爬起来和丈夫一起行走了。那个时候我的内心非常满足，觉得我能救人了。

四、外科与皮肤科

1 | **冻疮**的按摩防治

功效：加快冻疮创面的血液循环，促进创面再生并尽快修复，促进正常组织重建以防止来年再次冻伤。

方法 1：创面周缘挤压法——用指腹或者指尖推挤创面周围，使得周围的血液循环改善，有益于创面的修整康复。

方法 2：肌肤推擦法——在患处或者瘢痕部位擦上润肤液，压紧皮肤，直线往复推擦，速度可慢可快，主要在非冬季实施，可促进患处的再生修复。

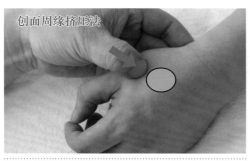

创面周缘挤压法

用指尖环绕冻疮创面进行刺激，每点刺激三五下，每天数次不等

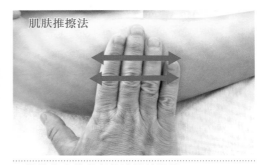

肌肤推擦法

四指并拢直线往复快速推擦肌肤

方法 3：全身按摩调理法——按摩全身特别是四肢，改善全身血液循环，增强身体抗寒能力与修复能力。

叮嘱：

改善局部与全身的血液循环，促进冻疮糜烂面尽早愈合。

对于急性的糜烂或溃疡，重点是防止损害面的扩大和蔓延。对于糜烂和溃疡部位的瘢痕，在寒冬过后，用肌肤推擦法经常擦刷，可促进正常组织重建，防止来年冬季的再次损伤。

2 | 皮肤过敏（包括季节性过敏）按摩法

功效：消肿、止痒，润泽肌肤。

方法：皮肤推擦法——指腹压紧皮肤，快速推擦，循环往复，直来直去。操作时指腹要一直不离开皮肤，且需要用蜂蜜、酸奶等介质以防止擦伤皮肤。

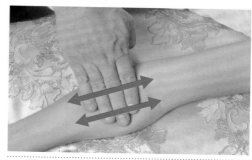

四指并拢压紧皮肤，直线往复快速推擦肌肤

叮嘱：

快速推擦对皮肤过敏效果好，可迅速消肿止痒。按摩的活血作用有利于促进紊乱的皮肤自我修复。皮肤炎症会留下色素沉着，而用这种皮肤推擦法可以将这些色素都慢慢清除掉，所以无须担心。

快速直线推擦皮肤适用于身体任何部位的过敏，当然也包括面部的化妆品过敏。快速推擦可以刺激肌肤本身的分泌和排泄功能，积极排泄油脂和汗水，从里到外地润泽肌肤。

操作时要特别注意：一是要用非常稳定、中性而天然的介质，如蜂蜜、酸奶、植物油等；二是用指腹稍稍用力压住肌肤即可，然后直线往复擦刷肌肤；三是每次擦刷的时间几分钟即可，整个面部则需要十分钟至二十分钟；四是在过敏的任何时期都可以立即使用该法。一般当次擦刷后即可产生明显的效果，比如消肿和止痒。

故事：

陶女士因为化妆品过敏而整个脸上又红、又肿、又痒，在接受这种推擦皮肤的办法半小时后，当即肿退痒止。

一个俄罗斯姑娘每年7月都会在自己的国家发作季节性过敏，到中国后提前到4月份便开始发作，过去每次发作都持续治疗一个月才能慢慢痊愈，没想到在我们这儿接受按摩治疗后立即好转，几次后就痊愈了，她连说不可思议。

深筋膜徒手松解疗法

3 | 湿疹与荨麻疹的防治要点

功效：改善身体整体的功能状态，收敛与抑制皮肤渗出，消减皮肤瘙痒与控制炎症，加快皮肤修复过程。

方法 1：皮肤推擦法——四肢推擦法与拇指推擦法。将手指指腹压紧皮肤，直线快速往复推擦。每次几分钟，每天多次。

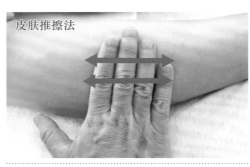

皮肤推擦法

四指并拢压紧皮肤直线往复快速推擦肌肤

方法 2：全身按摩法或者全身击打法（见其他章节的全身按摩法与全身拍打法）。主要目的是：改变整体状态。击打部位，主要在肩臂部、小腿部、大腿前侧和外侧；击打时间，尽量每天坚持半小时以上。

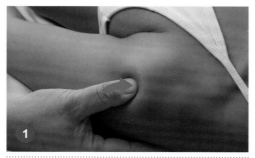

按摩或者拍打肩部与上臂

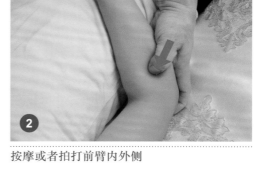

按摩或者拍打前臂内外侧

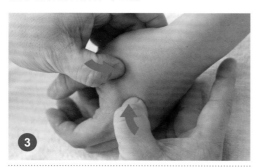

按摩手背肌肉与深筋膜

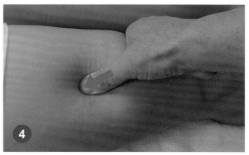

按摩或者拍打大腿前侧和外侧

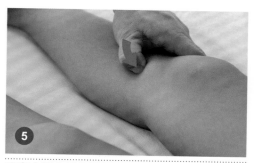

按摩小腿内侧与外侧的骨头深部边缘

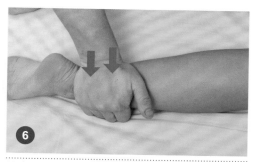

按摩刺激小腿后侧肌群

 叮嘱：

我们在面部美容按摩中发现推擦皮肤对过敏的治疗效果特别好，所以在治疗皮肤疾病时多采用推擦皮肤的按摩方式，且往往有意想不到的收获。推擦皮肤一定要用介质以避免皮肤"发蔫"和艰涩，介质可以挑选蜂蜜、植物油、酸奶之类的自然食用品。

像过敏、湿疹、荨麻疹这些皮肤疾患往往是身体内部出现了问题，才造成皮肤代谢紊乱，所以要积极改变身体整体的状态。皮肤病损的状态通常是一样的，改变过程也大致相同，所以对皮肤过敏、湿疹与荨麻疹的按摩方式都一样。刺激的轻重缓急需要在边治疗边观察中不断调整，循序渐进。

故事：

曾小姐患上了严重的皮肤湿疹与过敏，在医院住院近两年，皮疾不仅没有什么明显改善，还产生激素依赖性了。她的皮疾必须经激素才能控制住，终日离不开药物，她的身体因为过多地使用激素而变得肥胖，面部像满月一样。她害怕起来，担心这样下去自己就会变得不是原来的自己。她毅然停用一切药物，把自然疗法作为主要治疗手段。她自己找人用艾灸来熏烤湿疹渗出部位，坚持三个月后终于得到明显的改善。接着，她几乎坚持每天按摩身体，终于使身体发生根本的好转，虚胖也完全消下去了。

最近一年多，她几乎每天都来找我们按摩或拍打身体，以使剩余的皮损得到更好的治疗。现在她已经完全康复了。

4 | **疖肿疮疡按摩法**

功效：促进消炎、消肿，加快皮肤修复平整。

方法：肿块周缘推挤法——在肿物边缘的皮肤临界点进行挤压，将肿物边缘尽量都刺激到，刺激时偶有剧痛感。每个角度都可以直接刺激一两下，甚至两三下。

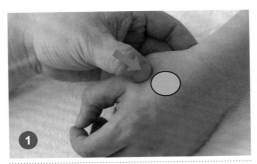

用指尖挤压疖肿边缘，每个部位刺激三五下，每天数次不等

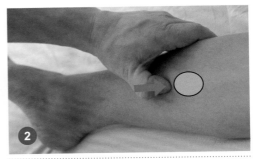

用指尖环绕疖肿边缘按压、推挤，每个点刺激三五下

 叮嘱：

疖肿越早刺激才能越早恢复。疖肿没成熟时受挤压会有剧痛，痛那么一两下又有何妨？！一般情况下，疖肿在接受正常刺激后一两天就几乎可以消除。按摩刺激时尽量不要挤破包块，主要是使包块周边的血液循环加快、加强，以促进血液内抗菌物质的数量增多，从而有益于杀灭病菌与病毒，快速修复病变部位的营养状态。血液循环加快，可加强对组织、细胞的滋养和修复，促进身体的自我调整与修复。组织细胞在血液供应减少的情况下会发生异常以致发病，反过来已经发病的组织细胞如果重新得到足够的血液滋养就可能恢复正常。这是中医舒筋活血的关键。这种方法对难治的褥疮也应该有积极的疗效。疖肿这类肿块一般都能自己修复痊愈，而我们的按摩主要是使之快速、安全地恢复正常。

故事：

我对自己皮肤上突发的疖子，都是这样按摩刺激以使之迅速平整的，一般当天就几乎能完全消退平复。我也帮助一些客人采取同样的方法消除过疖肿。

一个孕妇因为自身的挤压，两个臀部各生成了一个大大的、硬硬的肿块，十分疼痛，都不能平躺了。我通过按摩揉拨肿块边缘，十次左右就使肿块消退了，专门给她接诊的香港医生对这个方法赞不绝口，因为他们当时对这个孕妇的臀部肿块无能为力，既不能给她吃消炎药，又不能给她打消炎针。

五、五官科

1 ｜ 按摩眼球防治眼疾

功效：防治近视眼、老花眼、青光眼，消减头痛、消除疲劳，镇静安眠。

方法：指尖揉拨法——指尖透过眼皮按压在眼球上，逐渐发力使力量作用在眼球上，继之缓慢来回揉拨眼球，使之产生酸、胀、痛且舒服的感觉，使发硬的眼球变得松弛下来。指腹透过眼皮缓慢、紧密地触压到眼皮内的眼球上，缓慢推动或推挤眼球，以有酸胀感但可以接受为佳。

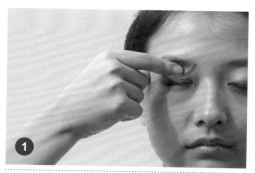

用食指指腹压紧眼球往一侧推拨，以有酸胀感但又舒服为佳

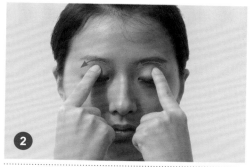

用食指指腹压紧眼球向下按压又松开，反复多次。继之压紧眼球向左右来回推擦

叮嘱：

如下图：眼球按摩主要是揉拨眼球的上直肌、下直肌、内直肌、外直肌。这些肌肉通过深筋膜包裹融于肌腱再镶嵌于眼球最外层的巩膜上。眼球的白色巩膜也是与肌腱和深筋膜组织成分相同的致密结缔组织，也需要按摩揉拨使之松解。就是说，除了这些肌肉，眼睛的白色巩膜也需要按摩揉拨。近视眼、老花眼、青光眼都与这些结缔组织的紧缩僵硬有关，使之松解就能有益于这些眼睛问题的改善。

眼睛的问题主要来源于眼球上的这些致密结缔组织失水紧缩。紧缩的深筋膜会影响眼球的功能，从而形成近视眼、老花眼和青光眼。所以，想办法使这些紧缩的致密结缔组织松解，就可以调节和改善眼球的功能，改善和治疗眼睛的问题。

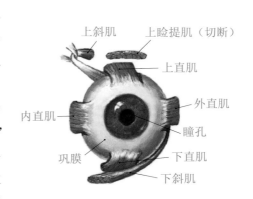

上斜肌　上睑提肌（切断）　上直肌　外直肌　瞳孔　下直肌　下斜肌　内直肌　巩膜

中国古代医者早就发现了眼睛的这种奥秘，他们认为"天筋藏于目"，且凡是"筋"就需要拨动，只不过这种眼球按摩方法早就失传了。所有的人都需要坚持经常揉拨眼球上的肌肉和肌腱，以及眼球最外层的白色巩膜。每天可做多次，每次持续一分钟至数分钟。眼球的外层都是由致密结缔组织组成，致密结缔组织受刺激后会发生松解，继之吸水软化，有益于再生修复。按摩时力点要在眼球上，是揉拨眼球，不是拨弄眼皮。临床有许多类型的头痛，感觉在头部，根本却在眼球上，抚平眼球就能使头痛自然消失。眼球按摩后，许多人的近视会明显缓解一些。少儿近视眼的防与治，需要妈妈学会并坚持每天给孩子睡觉前做几分钟按摩，使得用了一天的眼睛松弛下来。每天都用眼那么多，每天都需要揉拨眼球使之松解，防止和改善近视状态，需要长久坚持。

故事：

海南航空一位高管患有严重的青光眼，每天都会剧痛5次左右，经过我按摩几分钟后就可以舒服至少半个月，并且按摩眼球后看书看报会格外清晰。

2　慢性鼻炎按摩法

功效：改善鼻窦生活状态，促进鼻腔炎性物质流出，消除鼻窦慢性炎症，维持鼻部正常的生理功能。

方法1：擦刷法——用指腹压紧鼻部周围（额头、鼻翼、面颊）的肌肤，直线快速推擦，尽量使力量透入到骨头上去，影响骨头内的生活状态。

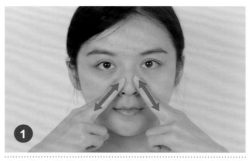

食指和中指并拢伸直用指腹直线快速往复推擦鼻子周围肌肤。手法操作时，要用润滑液，可采用酸奶、蜂蜜加水或菜籽油等自然润滑液

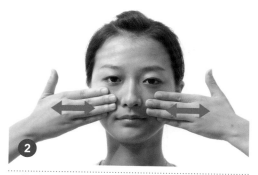

四指并拢用指腹横向直线快速往复推擦面部肌肤。操作时要用润滑液

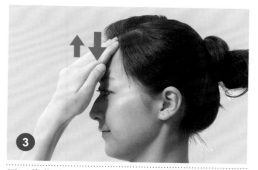

用四指指腹压紧额头肌肤向下直线往复快速推擦肌肤，主要触动的是深层的肌肉，与此同时，皮肤自然也会得到足够的刺激与激活

方法2：敲打法——岔开四指，用指腹敲打鼻部周围和整个脸颊，例如额头、上颌等。

我的一位医学启蒙老师的漂亮女儿从小就患有慢性鼻炎，一直治不好。一个老医生治不好自己女儿的慢性鼻炎，可见慢性鼻炎有多麻烦。我能碰巧发现这个好方法非常高兴。

敲打法

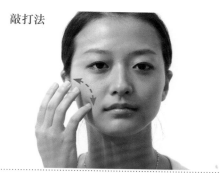

叉开四指，用指腹敲打面部肌肤

 叮嘱：

鼻窦里面的炎症分泌物很难排干净，这是慢性鼻炎非常难治的一个重要原因。而深刻透达的推擦按摩恰可以震动鼻窦，触动和促进这些炎性分泌物的流动和排泄。对肌肤和面颊骨头的强烈擦刷刺激，会有力促进局部微循环，而旺盛的血液循环对局部炎症的消除和修复有着积极的作用。所以，这种方式对慢性鼻炎有着良好的疗效。

故事：

最开始我们在做面部美容按摩的时候，并没有设想对慢性鼻炎进行治疗，但是从1991年开展快速推擦法进行面部美容以来，不断有人告诉我，她们的慢性鼻炎好多了，我就一直在思考和分析产生这个疗效的缘故。应该是这种按摩方式对面部肌肤和脸颊的震动和对血液循环的改善，发挥了对慢性鼻炎的防治作用。这真是踏破铁鞋无觅处，得来全不费工夫！

3 | 咽炎按摩法

功效：消减咽喉急、慢性炎症，改善咽喉的功能状态。

方法1：咽喉擦刷法——双手指尖有意识地触碰咽喉部，刺激咽喉使之发生改变。此法依然是直线的、来回的、快速的触动。

方法2：指尖掐按法——用手指自己揉拨和掐按咽喉部，寻找痛点和敏感点刺激，用以引发咽喉紧缩状态和微循环的改变。

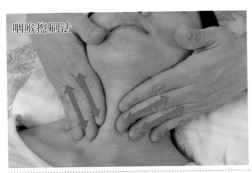

咽喉擦刷法

双手四指指腹在颈部前面推擦以刺激深层的咽喉部

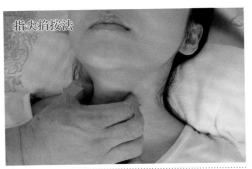

指尖掐按法

拇、食二指指尖掐紧咽喉上下移动以触动到整个咽喉部，改变咽喉部的生理状态

 叮嘱：

触动咽喉，改变咽喉。依据触动法则，触碰这些组织和器官，可以很快松解局部的炎性肿胀和僵硬，促进血液的滋养和修复，使其自然恢复正常。这种对咽喉部、下颌部、淋巴结的刺激，都会引发局部的改变，自然可改善它们的功能。

这种方法比任何咽喉片都更有效。

故事：

计算机高手陈某患慢性咽喉炎，检查发现骨性变化，需要手术治疗。陈某害怕手术，因此一拖就是二十年。二十年间陈某的咽喉部因为不舒服而经常发出"嗯、嗯、嗯"的声音，这成为了他的标志性声音。我们用上法有力刺激他的咽喉部，几次之后陈某的疾病表现即发生变化并好转。十次后陈某的标志性声音消失了。他的朋友见到他都说发现他哪里有变化，仔细一琢磨，才知道是他的讲话中没有"嗯、嗯、嗯"的清嗓音了。

4　　**口腔舌根肿痛按摩法**

功效：消除口舌肿痛，修复口咽黏膜的失衡状态。

方法 1：指尖触碰挤压法——用指尖伸进口腔触碰和挤压患部。

方法 2：指头掐按法——用拇、食二指掐按整个舌头，特别是患部。

指尖触碰挤压法

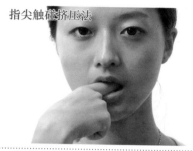

用食指指尖伸进口腔中按压舌头，逐渐加力挤压舌头患处（痛点）边缘

指头掐按法

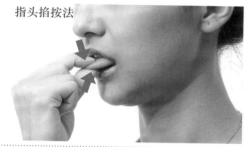

伸出舌头用拇、食二指掐按挤压痛点

 叮嘱：

　　口腔和舌根有时候会出现莫名的肿痛，如果用洗净手的手指尖去挤压肿痛部位，一般会收到极好的效果，甚至比吃药还好。此法可以每天操作多次，每次掐按几下、几分钟就可以。

故事：

　　针对口咽舌根的无名肿痛，我经常像按摩疖肿一样对其进行刺激和挤压，这样往往当时就明显减轻了疼痛，一两天就使疾病恢复正常了。一位女士常年口腔肿痛、溃疡，经常采用药物治疗而不愈，最后通过这种按摩方法竟然治好了。这位女士原来患有严重的全身性过敏，放弃激素治疗，通过其他医生长年按摩治疗非常有效，但是口腔疾病一直没好，我教她自己按摩口腔，结果治好了。

5　　**按摩牙龈消炎固齿，防治萎缩**

　　功效：防治牙龈萎缩，帮助牙龈消炎且止痛、固齿。

　　方法 1：指尖挤压法——指尖挤压牙龈，一紧一松，尽量将所有牙龈都刺激到。也可以用指尖顶住牙龈一下一下地刺激它。

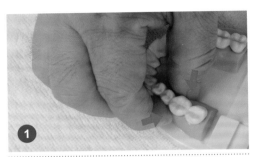

❶ 用拇、食二指指尖掐住牙龈一下一下地挤压，力量逐渐加大，以能忍受为度。反复多次，一天数次

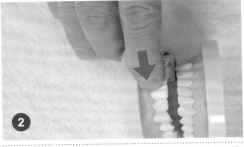

❷ 用食指指尖压紧牙龈，推挤刺激牙龈，尽可能将所有的牙龈都刺激到

方法2：手指滑搓法——拇、食指掐紧牙龈，在牙龈上来回滑动刺激。

叮嘱：

刷牙之前先用手指指尖或指腹挤压刺激牙龈，会促使牙龈逐渐变得饱满、厚实而红润，牙龈再生明显。每次一分钟左右。按摩牙龈的过程享受而舒服。通过这种方式可以治好难治的牙龈

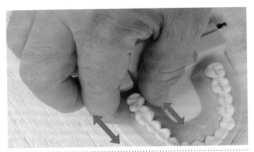

用拇、食二指指尖掐紧牙龈在牙龈上来回滑动推挤

溃疡和牙龈出血。牙龈按摩需要保持耐心，因为日常生活的吃喝较频繁，牙龈也会经常上火什么的，不求一劳永逸，但求不断坚持、反复改善，一定会使口腔健康与舒适。

故事：

有的老人因为牙龈萎缩而几乎戴不住假牙套了，可嘱其每天挤压牙龈，使之变得厚实，而终使牙套戴得比较牢靠。有人按摩挤压牙龈十几天后，口腔溃疡引起的疼痛明显消失，溃疡处很快弥合；也有的人牙龈出血现象很快好转。

六、妇产科

1 按摩妇科盆腔**防治不孕**

功效：松解盆腔凝结，促进子宫血液循环，防治不孕。

方法1：指尖压拨法——由耻骨上缘开始向两侧，四指指尖深按进去并揉拨，直接触碰盆腔和子宫，松解、调整子宫的紧缩、紊乱，改善盆腔的血液循环和生活状态，防治女性疾病。

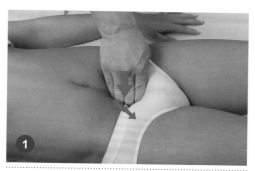

用四指指尖挤进下腹部深处刺激深处的盆腔，尽可能将整个小腹部都反复刺激到

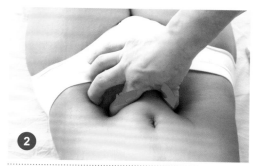

叉开手指，用拇指和食指指尖缓慢挤进腹部深处，揉拨深处组织

方法2：腹股沟揉拨法——在腹部最下端与韧带之上，用指尖顺着韧带挤进腹部，触动或者揉拨腹股沟内的韧带，以改善局部的血液循环和松解深筋膜、韧带。

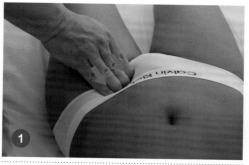

用四指指尖在腹股沟上缘向腹股沟深处挤压、触动

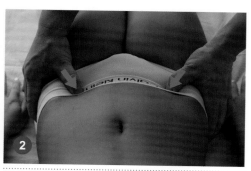

用双手拇指指尖顺着腹股沟上缘向其下方推挤、揉拨

123

方法 3: 骶骨边缘按摩法——有力揉按以松解附着在骶骨边缘的所有韧带，以求刺激骶骨里面的盆腔，改善盆腔血液循环和紧缩状态，改善女性生殖功能。

 叮嘱:

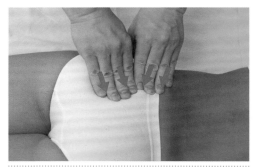

用指尖推挤、触动骶骨边缘的肌腱附着点和髂嵴，改善里面盆腔的生活状态

触碰小腹内的盆腔和子宫体，松解子宫的紧缩与凝结，从而改善整个盆腔的血液循环，达到消减炎症、修复盆腔生活状态的结果。操作时指力缓慢透达小腹和子宫体，揉拨小腹深部，勿暴力，每日坚持 1 ～ 2 次，每次 3 ～ 5 分钟，此对女性生殖系统的改善甚至优于药物。有些不孕症的原因就是子宫内血循变慢，血流减少，致使子宫无法正常发挥其功能。

故事:

一位美容师三十多岁了，湿气很重，之前怀孕时发生过两次胎死腹中的情况。丈夫学会按摩后天天给她按摩腹部和全身，结果她半年左右后正常怀孕，后生出健康的婴儿。

2 孕妇按摩法

功效: 活血爽身，改善妊娠反应，防治感冒，安稳保胎。

方法 1: 四肢揉拨搓擦法——对孕妇进行按摩的刺激力度不能太强烈，也不能

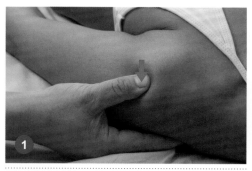

用揉拨法压紧四肢肌肤再揉拨深层组织使之松解与活血。孕妇尽可能和缓进行

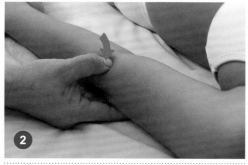

用揉拨法压紧四肢肌肤再揉拨深层组织使之松解与活血。孕妇尽可能和缓进行

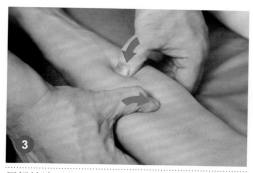

用揉拨法压紧四肢肌肤再揉拨深层组织使之松解与活血。孕妇尽可能和缓进行

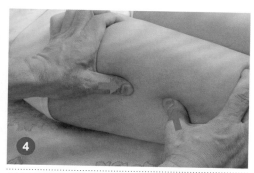

用拇指指尖或指腹压紧大腿外侧再揉拨深层组织使之松解与活血。孕妇尽可能和缓进行

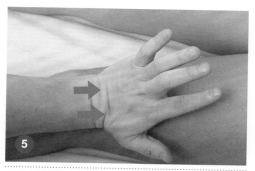

用掌根压紧大腿肌肤再推挤深层肌肉使之松解舒适

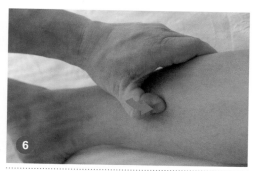

揉拨刺激小腿内外侧的骨头边缘

太轻巧，尽可能增大按摩的面积，逐渐增加力度并保持住，最根本的目的是要能足够松解孕妇全身的深筋膜紧缩状态。主要用揉拨法透入肌肤刺激深筋膜，或者用力搓擦皮肤透达深部。刺激性强的手部和足部的刺激应尽可能避免使用。揉拨的部位主要是仰卧位的头部、四肢和侧卧位的背部。

　　方法2：四肢轻柔拍打法——用掌底拳轻柔击打四肢，以受术者感受酸痛但又可以承受为佳。

　　方法3：面部按摩法——对整个面部进行完整的、全面的按摩，采用快速的直线往复的皮肤推擦法，使整个面部发热、舒爽，主要包括面部拇指推擦法、脸颊四肢推擦法、额头皮肤推擦法、颈部与下巴推擦法、头部按摩法等。

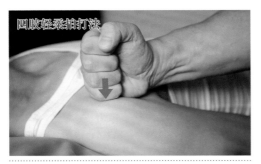

四肢轻柔拍打法

用拳头底部击打肩前

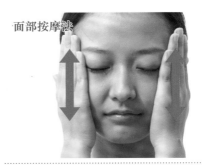

面部按摩法

双手掌面压紧两侧面部，上下往复推擦肌肤，
要用润肤液

 叮嘱：

　　一般认为孕妇忌讳按摩，其实，孕妇最大的忌讳是感冒，或者说防治感冒对孕妇非常重要，而经常按摩身体能防治感冒。防治感冒的关键就是松解深筋膜的紧缩，舒筋活血就能积极强化身体防病、抗病能力，不让感冒发生。其次，孕妇易劳累，身体负担重，最需要巧妙的按摩以舒爽身心，解乏安眠。所以，孕妇非常需要按摩。

　　经常刺激面部对全身的健康有着积极的促进作用。面部的血管非常丰富，神经也非常密集，对面部有效的、持续的刺激，会通过神经和血液对全身产生积极的兴奋和调节作用，自然对胎儿和孕妇本身产生良好的支撑作用，有益于孕妇的正常生活和胎儿的正常发育。孕妇容易生成黄褐斑，按摩脸部又可以防治黄褐斑。许多人按摩面部会使整个身体都发热，甚至出汗。

　　孕妇需要按摩的原因还有以下几点。

　　（1）一般妇女在怀孕早期，有轻度择食、食欲不振、厌食、恶心、呕吐以及头晕、怠倦失眠、便秘、头痛、下肢肿胀等症状，按摩能解决或改善孕妇的妊娠反应，而这些孕期反应大多数不能用药物解决。

　　（2）按摩可以有效、快捷地治疗和改善孕妇的各种劳损和扭伤。身体体重的增加，使孕妇的活动越来越受限，越来越容易发生扭伤和劳损，所以每个孕妇都会感觉身体许多地方发生疼痛，致使行走不便，甚至不能入睡。定位准确和刚柔相济的按摩能够迅速改善和治疗损伤、扭伤、肿胀、疼痛等。

　　（3）对孕妇的保养按摩还能对胎儿产生良好的影响。按摩对孕妇身体的良好刺激，改善了孕妇全身的血液循环，改善了孕妇的神经紧张，促进了内分泌的平衡，这些都能对孕妇腹腔内的胎儿形成良好的影响。其实给孕妇做按摩也就是在给胎儿做按摩，因为所有给孕妇带来的舒适都能使胎儿感受到。孕妇血液循环的改善也使得胎儿的营养供给更加充分。

（4）按摩可以积极减轻孕妇压力和紧张情绪。

故事：

2010 年，一位孕妇从怀孕后恶心呕吐开始就请我按摩，每个星期一、星期三、星期五坚持按摩，直至分娩的前两天。整个怀孕期间，她的家人和保姆每人都至少感冒了两次，但是该孕妇一直安康，孩子出生后也十分健康。她的许多朋友看着她挺着大肚子来按摩，都觉得十分的诧异和好笑。

3　痛经按摩法

功效：舒爽身体，减轻疼痛，对症改善恶心、呕吐、烦躁等身体应急症状。

方法 1：头面部按摩，消减焦躁与紧张。

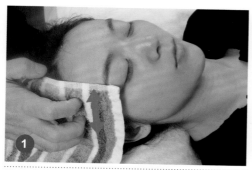

搓擦头皮按摩法——用毛巾隔着，四指指尖压紧毛巾和头皮，快速直线往复擦刷肌肤至发热

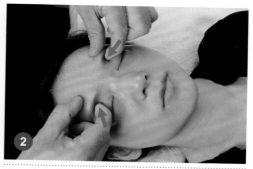

眼眶按摩法——用指尖揉拨眼眶边缘和内缘，刺激和松解眼眶上的深筋膜附着点，非常舒服

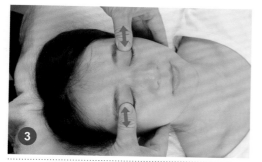

眼睛按摩法——用手指指腹揉拨眼球

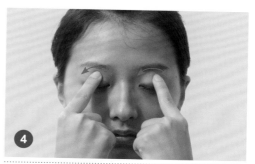

自我眼球按摩法——用自己的食指指腹压紧并左右揉拨眼球

方法2：四肢远端按摩法——激发身体快速地调整。此法以前臂部、小腿后侧、手掌部、脚掌部为主要刺激部位。

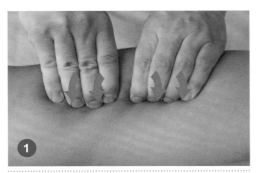

用四指指尖顺着骨头边缘掐进深处刺激骨头与深部组织

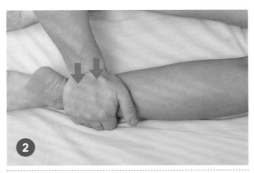

用掌根压紧小腿跟腱上缘，左右揉拨，再继续向上分别压按整个小腿

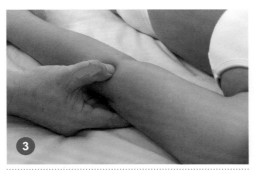

用指尖将整个前臂的肌肉尽可能都揉拨刺激到

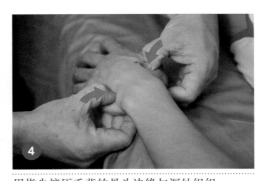

用指尖挤压手背的骨头边缘与深处组织

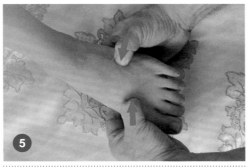

用指尖挤进脚背部骨缝之间向内挤压深部组织

 叮嘱：

不要想当然地以为月经期出血不能按摩，女性因为月经期身体内分泌系统的变化引起身体反应较大，会引发诸多的不适症状，所以月经期女性更需要通过按摩身体来积极调整状态和对症治疗。对症治疗恰恰是按摩的长处，只是腹部特别是小腹部需要特别谨慎，尽量不要按摩刺激，而是以头面部和四肢为主。可采用热水袋温敷缓解小腹部不适。

故事：

1988 年我在武汉大学生物系插班读书时，因一位四年级女生痛经反应较重，被请去诊治。该女生疼痛反应非常强烈，都不能去上课，经我按摩半小时后就能哼着歌曲上课了。此时恰值武汉大学提倡勤工俭学，生物系就提供了一间学生宿舍以支持我开办校园诊所，我就利用业余时间为学生和老师诊治疾病。

4　按摩甲状腺防治绝经后遗症

功效：刺激甲状腺，影响内分泌系统。

方法：颈前擦刷法——用双手的四指指腹快速擦刷以刺激颈前甲状腺腺体。用少许润滑液，快速直线来回推擦肌肤。每次数分钟，可每天一次。

叮嘱：

此法特别适用于更年期女性。当然，配合全身性的按摩刺激与面部按摩刺激效果会更好。

故事：

一位已经绝经的 54 岁女强人，经常被绝经后遗症所折磨，一是外阴干燥，

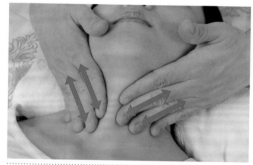

双手四指指腹直线往复快速推擦颈前部肌肤，以压紧肌肤但又不引起咳嗽为度。需要用介质涂抹在皮肤上操作

二是夜尿频频。我们在给她做美容的时候，有意刺激她的颈前，结果发生了意想不到的效果。她的变化就是，夜尿几乎没有了，而且外阴有了分泌物，感觉十分舒适。她说这也许是一切绝经女性的共同苦恼，所以她一定要把她的变化告诉大家，使那些被绝经所苦恼的女性找到一条健康之路。

七、儿 科

1 **少儿生长按摩法**

功效：促进少儿神经肌肉系统的新陈代谢，促进全身的血液循环，改善食欲，消除身体的各种不舒适，有益少儿生长发育。

方法1：头部搓擦按摩法——四指指腹压紧头皮横向快速直线擦刷，像擦墙面或者玻璃一样操作。以头部两侧为主，从耳际上缘快速擦刷、缓慢上移，像扫描一样扫到头顶，然后再慢慢扫描返回到耳际上缘，可重复多轮。如果在手指与头皮之间垫一条薄薄的毛巾，擦刷头皮时会更舒服。

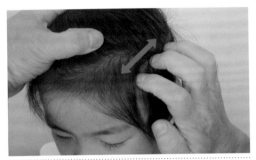

四指岔开按紧头皮水平面快速擦刷头皮，由耳尖水平扫描式擦刷再缓慢水平上升到头顶部，然后再从头顶部擦刷到耳尖上缘

方法2：肢体握压法——用手掌掌指面握住少儿的肢体，使作用面积增大而减轻刺激感，操作时逐渐加力至能松解深部的筋骨。握肩部非常容易得气。对十岁以上的少年握压时可以与刺激力较强的揉拨法结合起来用。少儿按摩最常用的手法往往不是一个点发力，而是有好几点一起发力，这样既能使深层的筋膜松解开来，又因为受力面积较大、刺激感减低、舒服感增强，使少儿能够接受甚至喜欢。

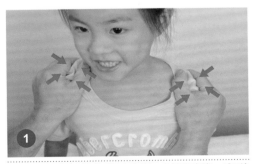

用双手手掌握紧儿童双肩部，时断时续，直到感觉肩部有所松解

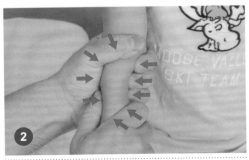

用双手手掌多处发力握紧儿童上肢，时断时续

方法 3：揉拨刺激法——采用少儿可以承受的力量揉拨身体，由轻到重。手指压紧肌肤后或做圆形揉动，或做直线来回推动，尽可能刺激或触动肌肤深处的筋膜。对揉拨手法最直白的解读就是：压紧肌肤后指尖或指腹不断拨动深部以求触动深层组织，使身体感受到持续不断的刺激感。如果只压紧肌肤而不拨动的话，得气感不会太强。这种持续不断的刺激在针灸医生那里叫"行针"，就是增加刺激感以更有力地调动身体反应。

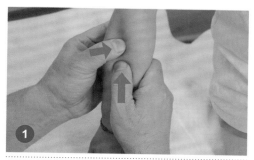

用指尖推挤、揉拨儿童上肢部位

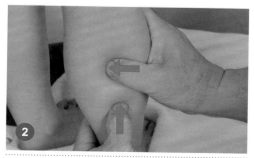

用指尖推挤、揉拨儿童下肢部位

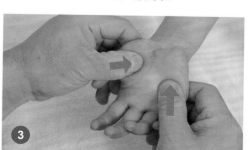

用指尖推挤、揉拨儿童手掌大小鱼际肌

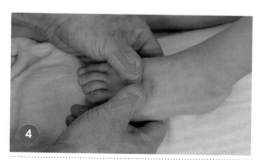

用双手拇指指尖挤进儿童脚背部骨缝之中推挤深处组织

方法 4：全身拍打法（肩背部和大腿为主）——对肩背部和大腿拍打容易产生酸胀痛感，也容易实施。

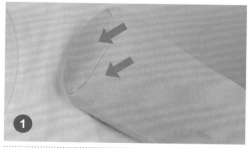

用拍打棒拍打儿童肩部和整个上肢

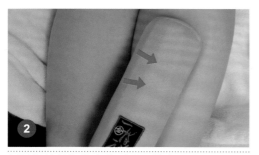

用拍打棒拍打儿童大腿以及整个下肢

方法5：捏皮刺激法——用拇指、食指和中指指腹将皮肤捏起并稍加上提，以孩子有可以承受的胀痛感为度。尽可能多地捏住皮肤及其皮下脂肪（能减少疼痛）并提扯几下。捏皮部位包括四肢、背部、腹部。

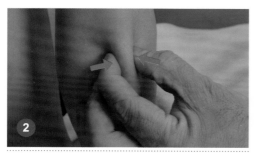

用拇、食二指指尖掐住小腿后侧的皮肤与皮下脂肪上提数下，尽可能多掐住下肢部位

方法6：颈部揉拨手法——5岁以上少儿都需要按摩颈椎。因为这些孩子每天玩游戏机、用电脑学习的情况比较普遍，颈部难免产生劳累与紧缩，所以需要经常按按来解除问题。

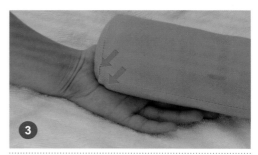

用拍打棒拍打儿童手掌及手背部

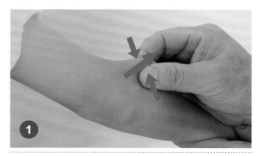

用拇、食二指掐住皮肤与皮下脂肪上提数下，尽可能多掐住上肢部位

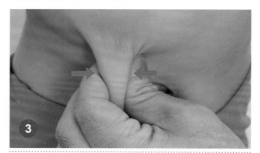

用拇、食二指掐住腹部皮肤和皮下脂肪上提数下，尽可能将整个腹部都触动到

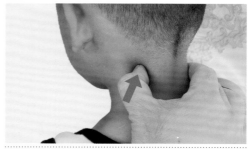

用拇指指尖挤进颈部肌肉旁边的凹陷中揉拨深处的组织，既酸痛又舒服

叮嘱：

　　婴幼儿更容易被环境因素影响，致使深筋膜紧缩而影响身体的血液循环，造成容易感冒、不思饮食的情况。深筋膜的紧缩，看不见，摸不着，但严重影响孩子的生长发育和学习效率，因为身体莫名的不舒服会断断续续地纠缠或者折磨孩子。

　　给孩子按摩时力度以有些酸楚感但又能接受为佳。那种酸楚感不仅不会损害身体健康，反而会使孩子慢慢喜欢按摩。

故事：

　　2006 年的时候，一个客户张女士诉说自己 5 岁的儿子吃饭太少，很是苦恼，希望我给做按摩，我就花几分钟时间给她的儿子按摩了四肢和腹部。第二天，张女士激动地告诉我，孩子回家后满世界找吃的，吃得很多又很香，她看着孩子这样吃饭竟然流下了眼泪。我从此意识到孩子的身体可能更受环境的影响，致使身体内的深筋膜紧缩甚至僵硬，成为饮食和生长的障碍。

　　另外一个 7 岁小女孩，身材瘦小，每次按摩时都会哭鼻子，但是依然喜欢按摩，甚至当我给别的孩子按摩时，她会吃醋地抱着我不让我给别的孩子按摩，她在接受按摩后食量增大，身体也变得更强壮了。

　　我看到过有关美国的婴幼儿按摩视频，视频里才出生 17 天的孩子就接受按摩，并在整个按摩过程中表现出蛮享受的样子。从自然分娩的好处来看，在生产的时候，子宫和产道的挤压对孩子的健康和聪明非常必要，生产的过程其实就是按摩的过程。这也许是老天在创造人类的时候，告诉人类的一个奥秘。所以经常按摩身体真的可以保健康，救大命。

2 ┃ 少儿感冒按摩法

　　功效：刺激身体产生较强的反应，以调节感冒状态，促进出汗和退热，增强身体抗病能力，加速感冒好转，促使身体尽快恢复正常状态。

　　方法 1：肩臂握压法——刺激肩部和上臂容易得气，得气后可以尽快调动身体反应，容易出汗而促进退热。具体操作：用手掌握紧肌肤，然后手掌和十

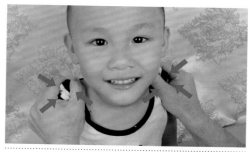

手掌握紧孩童肩部，以指尖和掌根为主要发力点，推挤、揉拨、按压肩周的肌肉、肌腱与深筋膜

个指头都发力并逐渐加力，观察孩童承受能力，以有得气感并且孩童能够忍受为佳。

方法 2：肢体远端按摩法——四肢远端（手掌与脚掌及其上臂，特别是手掌的鱼际部位）的得气感一般都比较强，有利于身体的应急反应，所以需要多刺激。

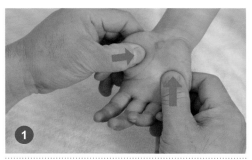

用双手拇指指尖掐按大小鱼际肌的周围

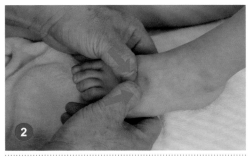

用双手拇指指尖挤进脚背骨缝中挤压深层组织

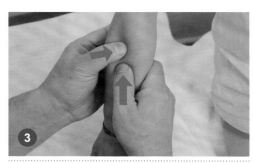

用指尖推挤、揉拨刺激儿童前臂肌群

方法 3：颌下淋巴结挤压法——感冒往往伴有颌下淋巴结的肿大，而刺激淋巴结可以提高机体免疫力。

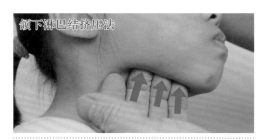

颌下淋巴结挤压法

四指指尖顺着下颌骨内侧边缘挤进下颌骨内推挤深层组织和可能肿大的淋巴结

方法 4：拔萝卜手法——增加趣味，减少恐惧。操作时一边拉扯指头一边有节奏地说唱：拔萝卜！拔萝卜！用这样的方法来转移儿童的注意力。用一手固定儿童的腕关节，另一手的食指和中指的指尖侧面夹紧儿童手指的掌指关节处（切记勿要夹紧两侧，否则有可能伤害两侧的动脉和神经），向指尖方向撸动，直至滑出指尖。每个手指都需要拔动，

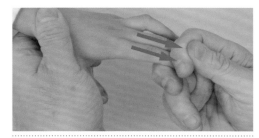

用食指和中指掐住儿童掌指关节向下滑动最后脱指而出，有舒服感

可以几个手指一起进行。

 叮嘱：

我用按摩治疗过的最小的病例，是一个四个月大的婴儿。给生病的儿童做按摩治疗责任重大，既要有效刺激，又要使其能接受，需要拿捏得恰到好处。有时候，孩子哭得很厉害，我不得不皱着眉头狠心给孩子做完整个按摩。

感冒是身体对外界环境变化不适而引发的，需要我们刺激他们的身体来增强其调节能力，特别是迁延不愈的"感冒"。按摩身体所产生的"得气感"可以改变身体状态，效果往往也会格外的好。刺激的力度要轻重间隔，尽可能使孩子身体产生足够的酸胀痛感。得气的按摩又会促进身体出汗，出汗就能退热。这样的按摩每天可以多做几次，每次十分钟左右。拔萝卜手法往往能使孩子舒适与好奇，尤其在孩子哭叫时使用，可转移注意力，增加乐趣，故应多多使用。

小孩出生后都需要经常的按摩，感冒时更需要。不要以为孩子小就不需要或者不能按，其实分娩时产道对胎儿的挤压力量就非常强烈，那种挤压对婴儿的身体健康又是多么有益啊！

按摩后，特别是出汗后，要及时更换干爽衣物。潮湿衣服会影响身体的恢复。不要吹风，更不要直接吹空调。按摩后洗个热水澡更有益于退热与恢复。

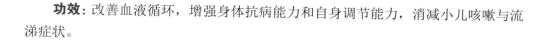 **故事：**

福田连锁店附近一家照相馆业主的四岁孩子，感冒后持续咳嗽、流鼻涕三个多月一直难以痊愈，经我按摩四次即完全康复。没想到这次效果这么好，以至于在这之后周围的孩子有什么健康问题都来找我，孩子们见到我都喊"按摩叔叔"。

更能说明问题的是，有个孕期七个来月的早产儿，体弱多病，3岁起就一直找我按摩，11岁成为国家二级运动员。原来三天一小病五天一大病，几乎天天要吃药，经过我按摩后，身体恢复得又好又快，并且从小学入学到初中毕业基本没再吃过药物。

3 小儿咳嗽的按摩防治

功效： 改善血液循环，增强身体抗病能力和自身调节能力，消减小儿咳嗽与流涕症状。

方法 1：四肢握按手法——握按手法比揉拨手法更舒服，儿童容易接受，但要尽可能将四肢都握按到，包括手指与脚掌，目的是要尽可能调动身体的积极反应来调节身体平衡。

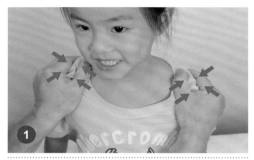

双手握紧儿童肩周，主要用指尖和掌根发力刺激肩周的肌腱、韧带、肌肉与深筋膜

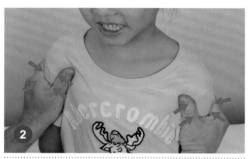

双手握紧儿童上臂挤压、揉拨上臂深层组织

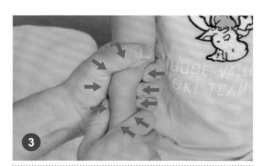

双手握紧儿童前臂推挤、揉拨深层的肌肉与深筋膜

方法 2：捏皮手法——拇、食、中三指深深掐住肌肤，尽可能地掐住更多的皮下脂肪，向上提拉，形成刺激，以孩童可以接受的力度为佳。

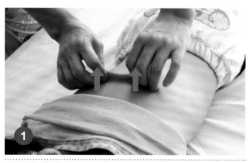

用手指指尖掐住儿童背部皮肤和皮下脂肪并向上提拉以刺激身体

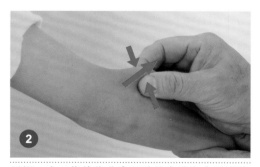

用拇、食二指掐住儿童四肢的皮肤和皮下脂肪并向外提拉

方法 3：四肢拍打法——用拍打棒或者塑胶瓶拍打肩膀、大腿以及四肢部位，有轻有重，以孩子能承受得住的力量拍打。

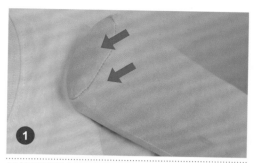

用拍打棒拍打儿童的肩部与上肢

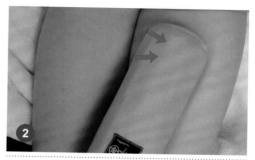

用拍打棒拍打儿童的大腿与整个下肢

叮嘱：

　　小儿咳嗽的原因较多，而按摩对各种病菌感染造成的咳嗽，有较好的防治作用，对迁延不愈的咳嗽的治疗效果尤为突出。如果能和儿科医生配合更好。

　　小儿身体单薄，感受风寒等环境变化容易导致身体深筋膜的紧缩，影响身体正常的血液循环，使得抗病能力减弱、适应环境变化的能力减弱、调整能力减弱，以致咳嗽不已，或者反复发作。按摩对这种现象具有积极的调整和修复效果。

4 小儿麻痹症后遗症的按摩扶助

　　功效：松解紧缩的筋膜，促进患肢的血液循环，增强肌肉的弹性，增加肌肉的力量，增强患肢的生活能力，并积极预防小儿麻痹症后遗症。

　　方法1：患肢拳击法——用拳头击打患肢。

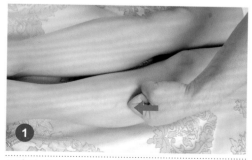

用拳头击打小腿

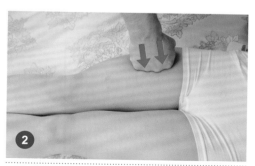

用拳头击打大腿

方法2：松筋按摩锥击打法——用松筋按摩锥由轻到重击打肢体，既能活血又可刺激身体以进行调整，提高患肢的生活能力。

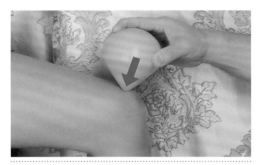

用按摩锥击打下肢

叮嘱：

揉拨法对瘫痪的肢体刺激太弱，不容易引起患肢的积极反应；只有用拳击法等较为有力地刺激患肢，才能起到积极的作用。当然刺激的强度应由轻到重，要选择合适的力量。

对患肢的有效刺激可以有力促进患肢的血液循环，使瘫痪而冰冷的肢体持久发热。经常刺激就能使患肢持续地跟上生活的节奏。

小儿麻痹症后遗症是小儿麻痹症患者遗留的病证或在年纪大了以后有可能继发的病证，会加重患肢的病情，更影响身体的健康，所以需要积极的预防。把肢体的力量增强了，把血液循环改善了，就能起到很好的预防作用。

尽可能锻炼患肢已经有的但是较为弱小的肌肉力量。即使是六十岁也可能将原来弱小的肌肉力量增大增强一些，使患肢可以更有力、更灵活地走在生活的道路上。

故事：

我两岁多患上小儿麻痹症，左下肢严重萎缩，一直到高中毕业时我还是一直需要用左手撑着左腿才能行走。高中毕业后我学习中医按摩，加上积极锻炼肢体的力量，竟然可以立着身子走路了，从此不再用手扶着行走。我一直有意识地锻炼肢体，用拳击法刺激患肢，所以一直到我五十几岁，患肢的力量和生活能力都在不断提高与增强。我希望和我同样患有小儿麻痹症后遗症的朋友要坚定信念，一定会活得更好！

5 │ **儿童孤独症的按摩助力**

功效：舒爽身体，激活儿童神经系统与血管系统的生长发育与敏感性，增强身体的积极反应。

方法1：头皮推擦法——用毛巾做衬垫直线往复搓擦头皮，特别是两侧的头皮，有酸胀感但又十分舒服。

方法2：肌肤推擦法——在皮肤上擦上润肤液，或者隔着单层衣服，用四指指腹压紧皮肤，直线往复推擦，速度可慢可快。

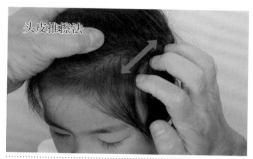

用四指指尖直线快速搓擦头部两侧

方法3：捏皮刺激法——用指腹掐紧尽可能多的肌肤并向上提拉，形成一定的刺激力量。捏皮部位以四肢肢体及躯干为主，因为方便操作。

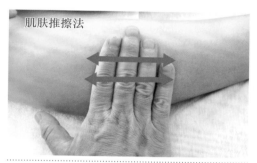

用四指指腹压紧肌肤直线快速推擦肌肤，需用润滑液辅助

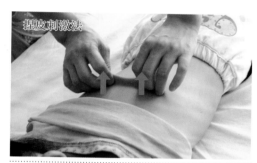

提捏背部皮肤与皮下脂肪以刺激身体

 叮嘱：

采用多种不同的方式刺激身体可促进儿童身体的新陈代谢，促进儿童的生长与发育，促进神经系统的兴奋与整合，增强身体的免疫力和调节能力，舒爽身体，健康身心。

我没有治疗过典型的自闭症儿童，只是希望多采用按摩的方法来刺激和调整自闭症儿童的身体，给自闭症儿童的治疗提供更多的选择。

6 | 少儿眼睛按摩法

功效：消除用眼疲劳，松缓眼睛紧张，防治近视、弱视，促进孩童睡眠。

方法1：浮动按压法——儿童闭眼，或躺或坐，术者用拇指指腹缓慢压在孩童的眼睛上，并缓慢向下用力然后缓慢浮起，像钓鱼的鱼漂一样上下浮沉，接着左右来回拨动。每次一分钟左右，每天多次，最好在睡觉前进行按摩。

方法2：揉拨推按法——拇指或者食指指甲顺着眼眶贴近眶下，用指尖揉拨眼球，或者朝一个方向推动眼球。此法操作时眼睛有酸胀感，但揉完后会顿感舒爽。

方法3：自我指尖揉拨法——把自己的食指指甲面顺着眼眶缓慢插进眼眶与眼球之间，用指尖左右揉拨眼球，有

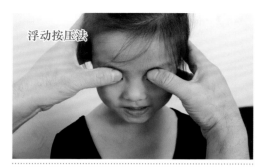

用双手拇指指腹缓慢压住闭着眼睛的眼球，像压水中木头一样一上一下地按压眼球，继之压紧眼球左右推动，以有酸胀感但又舒服为度。不得使用暴力

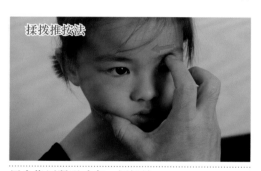

用食指压紧眼球向一侧揉拨

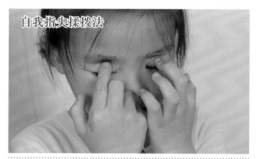

儿童自己用食指指尖压住眼球左右揉拨

酸胀感和舒服的感觉。

方法4：眼睛松筋按摩器自我使用——这个眼睛松筋按摩器是依据我的按摩技术原理，采用软硬相当于指腹硬度的硅胶制作而成的，可以拨动眼球，可以浮压眼球，比手指更好操作。用眼睛松筋按摩器的铅笔样头部深入眼眶揉拨眼球；用底座的半圆弧形按压在闭着眼睛的眼睑上半部或者下半部，上下或者左右揉拨眼球。

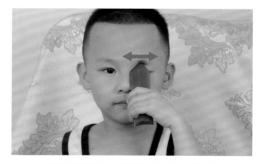

用眼睛松筋按摩器拨动或浮压眼球

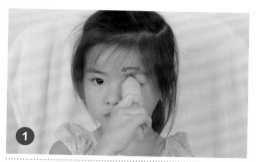

用眼睛松筋按摩器的铅笔头揉拨眼球，以有酸胀感但又舒服为佳

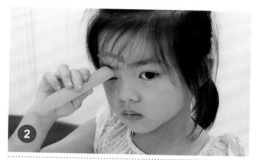

用眼睛松筋按摩器的圆弧状底座按在闭着眼睛的眼球上面，左右揉拨眼球

 叮嘱：

近视眼一直被认为是睫状肌和晶状体的痉挛所致，即所谓"睫状肌学说"与"晶状体学说"。针对此，我们提出"深筋膜学说"，可谓异军突起。

近视眼的防治在孩子 5 岁时就要开始，并且需要天天进行，因为孩子用眼的情况越来越多，也越来越容易造成眼睛的疲劳进而形成近视眼，所以需要我们每天及时将劳累而紧缩的眼睛放松开来。即便患上了近视眼，也需要天天按摩眼球来改善和治疗，阻遏或逆转眼睛近视的发展。经常按摩眼睛还可以积极防止眼球的变形。

过去流传的眼保健操因为没有直接按摩到眼球，所以不会对眼球产生足够的影响，这或许也是三十年来近视眼的发病率一直居高不下的原因之一。

每天给孩子按摩眼睛，还能改善孩子的睡眠状况。按摩眼球会有一些酸楚的胀痛感，也有舒服的感觉。

近视眼防治的关键是及时的松解和长久的坚持，妈妈学会这些眼睛按摩手法并给孩子坚持按摩，一定会非常有效。孩子们自己也需要在课间休息时给自己按摩眼球，哪怕每次一分钟都会有效。眼睛松筋按摩器既好操作又方便携带，孩子自己能每天多次按摩自己的眼睛。

故事：

2001 年我一个人到深圳打拼，突闻自己在家乡的 7 岁孩子患上了近视眼，内心非常痛苦，就想尽办法研究近视眼。后来我就经常给孩子按摩眼球，并摸索到了一些规律和经验，使孩子眼睛近视的情况得到有效控制和好转，一直到大学毕业都没有加重，眼球也没有变形，算是对孩子照顾太晚的补偿吧。但是通过这件事我给更多的孩子们找到一条防护眼睛的路径，甚为欣慰。

7 早产儿的按摩助力方法

功效：激活与强化儿童的生理功能，调动身体的自我调节能力，促进其生长发育，增强抗病能力。

方法1：肢体抓握按摩法——由肩部开始，尽可能将四肢全部抓握到，保持经常性，每天定时定量抓握儿童身体。

方法2：捏皮按摩法——抓捏全身的皮肤，尤其是四肢的皮肤，由轻到重，每日坚持。

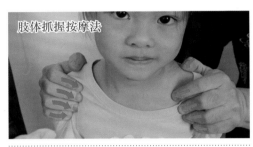
肢体抓握按摩法

用双手握紧儿童双肩，逐渐加力到儿童能够承受的最大程度，断续放松或加重，直到感觉肩部有所松解为佳

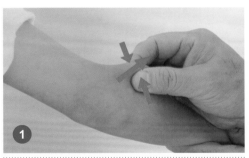
用手指指尖掐住儿童皮肤和皮下脂肪向上提拉，尽可能提捏到更多皮肤

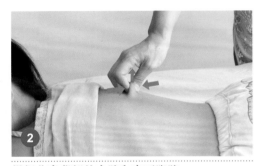
提捏儿童背部的皮肤和皮下脂肪

叮嘱：

37足周胎龄以前出生的活产婴儿称为早产儿，这些儿童的器官功能和适应能力较足月儿为差，需要对其身体进行缓慢且逐步增强的定时按摩刺激，以促进其生长发育，调动身体的自我调节能力，增强身体抗病能力，尽可能使儿童进入健康的生长状态。

上述方法，调换进行，尽可能多做，每天坚持。

故事：

有一个32周的早产儿,在三岁之前体弱多病,我在她三岁时开始对其按摩调理,使她后来正常生长,摆脱了长达三年的药物服用过程,并且在随后的十几年时间里,特别是从小学到初中,基本上没再生过病、吃过药。

八、 美容瘦身

1 拍打棒拍打减肥瘦身，防病治病

功效：松筋活血，祛湿健身，减肥瘦身，消减疲劳，防病治病。

方法：用一些器物制作成各种各样的拍打棒，也可以用报纸或杂志卷起来做成拍打棒以拍打身体。下图是我使用了20年的松筋拍打棒，可用以拍打腹部、四肢、背部。拍打时要注意，颈部以上不要拍，肝区不要拍，软腰部不要拍；拍打时间可长可短，每时每刻都可以灵活运用；可以自我拍打，也可以互相拍打。

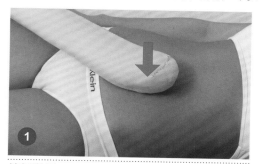

拍打腹部

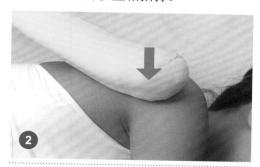

拍打肩部外侧

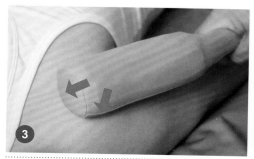

拍打肩部前侧

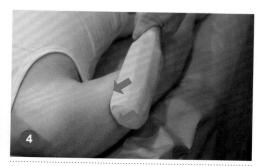

拍打上臂

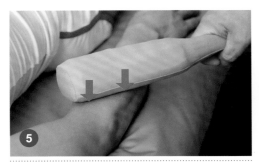

5 拍打前臂外侧

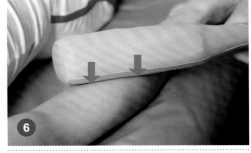

6 拍打前臂内侧

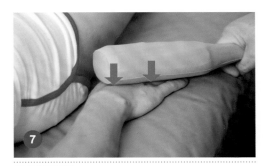

7 拍打手背部

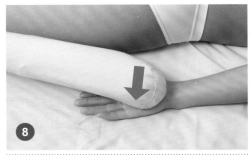

8 拍打手掌部

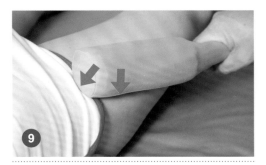

9 拍打大腿前侧

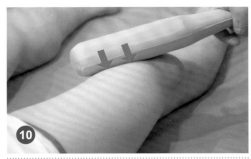

10 拍打膝关节内侧

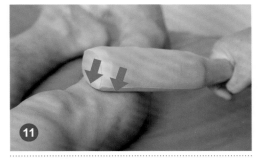

11 拍打小腿前侧

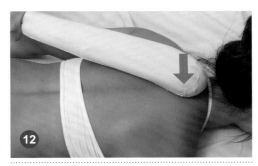

12 拍打背部

叮嘱：

　　拍打时有弹性的力量很容易渗透到深筋膜上去，可以在不同程度上松解深筋膜。此法操作简单、有效，是最简单的防病治病好方法。每天要坚持拍打，可促使身体健康，拍打时要有弹性，使人舒服，休息时可以自己拍自己，时间可长可短。也可以拍打得狠点，打得身体酸胀，但有瘀血的拍打应尽量避免。按摩引起一定的瘀血现象也是正常的、无害的。深筋膜越紧缩僵硬，按摩越容易引发瘀血。

2　捏脂刮痧减肥瘦身

　　功效：触动脂肪，促进脂肪消化，减肥瘦身。

　　方法1：捏脂减肥法——手指掐住尽可能多的皮肤后再行对皮下脂肪的挤压、揉捏。

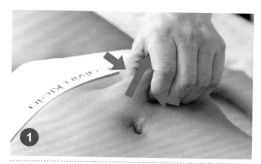

用手指指尖掐住皮肤及其下的脂肪掐按、揉拨、搓擦，以有痛感但又可承受为度

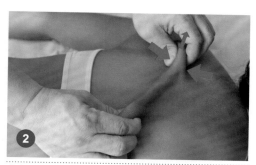

背部的肌肤，甚至四肢的皮肤采用捏皮疗法可促进减肥的成效

　　方法2：刮痧减肥法——用刮痧板粘油后刮四肢和腹部的皮肤，力量透进肌肤，应每天坚持。

叮嘱：

　　原来我对所谓的捏脂也是嗤之以鼻的，但后来在实践中发现这种方法确实有效。在休息的时候顺便自己给自己捏，既按摩了身体，又减了肥，何乐而

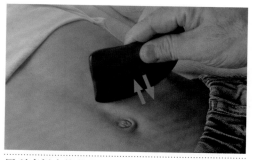

用刮痧板直线往复推刮腹部肌肉，用力尽可能大，操作时需用润滑的自然物质（蜂蜜、酸奶、菜籽油等）

不为！捏脂刮痧对皮下脂肪层的刺激强度较大，有益于脂肪的燃烧和消化。

刮皮肤时可以隔着单层衣服刮，也可以蘸着精油直接刮，要尽可能刮到皮肤的深处，直线往复，每个部位可以刮几分钟至半小时。试几次就可以看到明显的改变。刮痧的力度在不引起疼痛的情况下尽可能重些，容易产生效果。

故事：

有一位五旬的女子，在深圳南山书城看到了我书中的捏脂方法，然后回去照步骤捏自己，三天后便发现肚子变小了，她觉得我讲的是真实的、科学的，随即又专门去书店买了我的书。

3　一指禅美容术要点

功效： 防治肌肤松弛与老化，防治面部肌肉瘫痪，使肌肤红润，消减色斑，控油祛痘，防治慢性鼻炎，促进睡眠，改善和调理夜尿、外阴干燥等诸多更年期症状。

方法1： 面部点穴法——用手指指尖点按面部的一些敏感点或者任何部位，刺激面部以有酸胀感为佳。

方法2： 额头纵向快速推擦法——四指指腹压紧额头上下直线往复推擦肌肤。

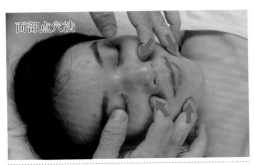

用指尖点按面部肌肤，用力深沉，透达到面部骨头上

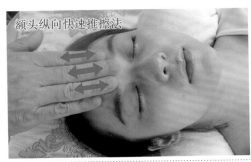

四指并拢压紧额头上下推擦肌肤，以向下的力度为主

方法3： 面部横向快速推擦法——用拇指指腹像水中木头一样浮起来用力推擦肌肤，就是不要压皮肤太紧。尽量将整个面部都擦刷到。

方法4： 脸颊提升推擦法——分别用左右四指指腹压紧对侧的脸颊肌肤，上下快速直线往复推擦肌肤。逆着毛发生长方向的刺激最能提升肌肉张力，可以强有力地提升面部肌肤。

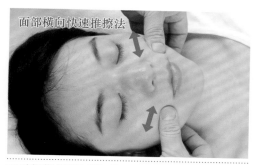

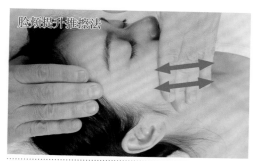

双手拇指指腹压紧面部肌肤并横向快速往复推擦，尽可能将整个面部肌肤都推擦到

四指并拢压紧一侧面部上下往复快速推擦肌肤，以向上的力为主

方法5：鼻部快速推擦法——用双手拇指指腹直线往复快速推擦鼻子部位的肌肤，由鼻子边缘推擦到鼻梁。

方法6：面部敲打法——叉开四指，用指腹敲打面部，尽可能敲打更多的面部皮肤。

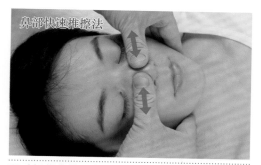

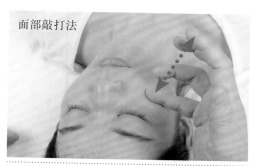

双手拇指指腹压紧肌肤由面部快速推擦到鼻梁上，直线往复重复推擦

四指叉开，用指腹或指尖柔软的部位有节律、有力量地敲打面部

叮嘱：

　　刺激面部的方法很简单，人人都可以学会，我们可以跟家人和同事互相做。皮肤的再生能力极强，经常按摩脸部就能保持年轻，保护我们原本丰富多彩的面部表情，千万不要动手术或者注射什么东西，这样容易形成呆板的面具脸。

　　因为面部皮肤的神经末梢与血液循环非常丰富，所以，一指禅美容术对面部的强烈刺激和调整，可以影响到整个身体的神经系统、内分泌系统，能全面地调理更年期诸多症状。

　　面部按摩的刺激强度可参考搓澡时使用的那种力量，这种力度完全不会伤害皮肤，又足够能激活皮肤细胞。

故事：

　　我是 1991 年在广州市黄埔区中医院康复中心开始研究面部美容按摩技术的，由于多年采用手法治疗瘫痪，所以我就自然而然地运用西方医学治疗瘫痪的皮肤推擦术来做面部的按摩，竟然产生了诸多的美容抗衰老效果，比如控油治痤疮、消减色斑与皱纹。这种皮肤推擦术对慢性鼻炎和更年期的夜尿与外阴干燥也有着积极的影响。1995 年 10 月我在北京首届中国科学美容学术大会上演示皮肤推擦术，一下子轰动了整个大会。我们最终将这种主要用拇指推擦皮肤的美容技术命名为"一指禅美容术"。

　　用一指禅美容术按摩脸部，会使脸面获得非常大的良性改变，有一对老年医生夫妇竟然怀疑这样好的效果是用了激素，我就用他们家里的蜂蜜来验证，结果使他们心服口服。面部美容的机制主要是按摩肌肤产生功能与微细结构的改变，并不是你用了多么高级的护肤品。

4　提升脸颊按摩紧肤瘦脸

　　功效：上提脸颊肌肤，使肌肤紧贴脸部，具有紧肤瘦脸的效果。

　　方法 1：皮肤快速推擦法——用手指的指腹压紧肌肤快速直线地来回推擦，肌肤又热又舒服。可以自己做，也可以让别人做。

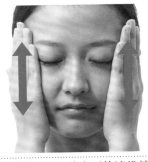

双手手掌压紧面部肌肤上下快速推擦，需用自然的润滑液

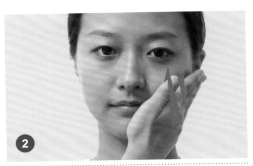

四指指腹压紧对侧面部皮肤上下快速推擦

方法 2：面部皮肤敲打法——岔开四指，用指尖厚厚的肌肉连续敲打面部，每天坚持。

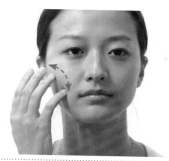

将单手四指叉开并有节律、有力量地敲打面部肌肤

叮嘱：

面部皮肤老化所形成的皮肤松弛与皱纹主要原因是肌肉的松弛，而瘫痪是肌肉松弛的极端。快速直线来回推擦与敲打皮肤是西方医学治疗瘫痪的技术，用这个治瘫技术来治肌肉松弛或养生，效果当然非常好。中国古代有"干洗脸"之说，且干洗脸能使人保持鹤发童颜，说明这个皮肤推擦法真的能使人年轻健康。我一直相信中医和西医的融合是大趋势，中国的"干洗脸"与西方的皮肤擦刷法是多么惊人的相似！

故事：

1991 年，当我还在广州市黄浦区中医院当专家的时候，有个深圳国贸大厦的水电主管瘫痪了，他 50 岁的妻子在医院照顾他。他妻子看到我每天用不同的方法治疗不同的患者，就央求我给她自己脸上做按摩，来治疗她脸上密集的皱纹和老年斑。我连续 15 天给她做了 15 次面部按摩，结果她的皱纹少多了，斑斑点点的老年斑也减轻了，院长看到后就请我开展面部美容按摩专门项目。

5 消减额纹按摩法

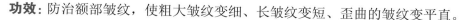

功效：防治额部皱纹，使粗大皱纹变细、长皱纹变短、歪曲的皱纹变平直。

方法：额肌推擦法——单手或双手指腹压紧额头肌肤，上下直线往复推擦肌肤，主要由上向下用力推擦，额部肌肉和皮肤随指腹移动而移动，指腹不离开皮肤。

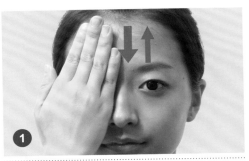

用单手四指指腹压紧额头上下来回推擦肌肤

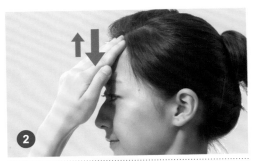

用双手四指指尖压紧额头上下来回推擦额头肌肤，以向下的力为主

叮嘱：

皱纹的产生与皮肤松弛有密切关系，所以对皮肤松弛的治疗一定对皱纹也有效。按摩防治额纹的效果一般比较好，提升额肌的手法是由上向下快速扯动额肌，使额肌的肌张力增强，强化额肌向上的收缩功能。

故事：

一个 40 来岁的女士，额部的皱纹又粗、又大、又弯曲，很像英文字母"M"，所以我们在给她做面部按摩的时候，有意压紧其额部来推擦额肌和皮肤，结果收效甚快，在经过十次左右的按摩后，她的皱纹逐渐变直了、变细了、变短了，整个人看起来一下子年轻了许多。

6　消减鱼尾纹按摩法

功效：防治鱼尾纹的形成与加重。

方法 1：鱼尾纹平行推擦法——拇指指腹压紧眼角皮肤，顺着鱼尾纹走行方向快速直线推擦，主要往里用力，顺便带回，循环往复，指腹不离开皮肤以避免撞击肌肤。推擦时为防止直接擦坏皮肤，要用按摩膏之类的润滑物，如蜂蜜、植物油、酸奶等。

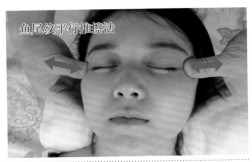

用拇指指腹压紧肌肤并顺着鱼尾纹方向横向快速往复推擦肌肤

方法 2：眼轮匝肌抗阻收缩法——双手中指或食指指腹压紧眼角肌肤，再用力闭眼睛以锻炼眼睛肌肉的力量和张力，每次至少保持 30 秒钟。先松开指头，再张开眼睛。此法每天可做随意的次数，且可以随时随地操作，方便有效，长久坚持必有显著效果。

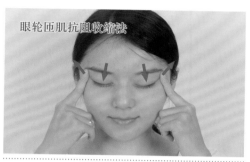

眼轮匝肌抗阻收缩法

双手食指指腹压紧眼角皮肤，然后用力闭眼睛，闭眼的力量与拉眼皮的力量基本相当，十秒钟左右先松开指头，再睁开眼睛。每天可多次进行，每次数量不等

 叮嘱：

操作时要顺着皱纹用力推擦，先松手再睁眼，一定要注意这个顺序。推擦时用力往里推，顺势带出去，不离开皮肤。此法主要是锻炼睁开眼睛时的肌肉力量。鱼尾纹的产生与结缔组织纤维和肌肉纤维都有关系，快速有力地推擦皮肤对这两种纤维都有积极的作用，所以可以获得明显的效果。

故事：

我在给客人做美容的过程中，意外发现按摩对消减皱纹的效果出奇的好，其实主要是这种手法有力锻炼了相关肌肉。我天天在洗澡之前会有意识地用食指和中指快速推擦自己的眼角和眼睛，所以我的鱼尾纹明显消减，看起来很年轻。

7 **消减面部色斑按摩法**

功效：消减色斑和色素沉着，美白柔润皮肤。

方法 1：皮肤推擦法——尽可能将面部皮肤都推擦到，刺激和增强皮肤的反应和调节能力，促进皮肤抗过敏过程。或上下或左右，只要是来回直线往复的快速推擦，就有效。

方法2：皮肤刮痧法——用刮痧板轻度但有力地在皮肤上往复直线刮擦，不离开皮肤。此法较皮肤推擦法的刺激性更强烈，使用时应适可而止，勿过度使用。

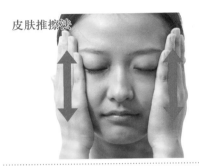

用双手手掌压紧面部肌肤直线来回推擦

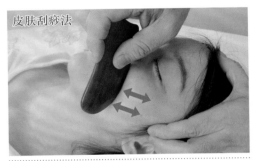

用刮痧板直线来回推刮面部皮肤，注意力度以可承受为度

叮嘱：

按摩治色斑的具体方法与消减皱纹的方法几乎完全一样，两者可融合起来在美容过程中使用，发挥美白、除皱、祛痘、抗敏、紧肤等更多的作用。

坚持按摩皮肤，既能消减色斑，又可预防色斑形成，双管齐下。按摩要由轻到重，由少到多，适可而止，勿伤及皮肤。防晒很重要，因为各种色斑的形成与加重都与太阳的照耀有关。长期坚持按摩，真的能使皮肤白里透红。

故事：

1991年我在黄浦区中医院开始研究美容按摩时，并没意识到按摩能对色斑的消减有着积极的作用，直到1993年在岳阳开设私人诊所的时候，遇到一位三十几岁来做面部按摩的吕姓女客。这位顾客两个脸颊上都长了巴掌大小的、片状的、黑黑的、均匀的色斑，在经过三次按摩后色斑开始消退，十次后几乎消失殆尽。该女士的姐姐闻讯后也来治疗脸上的色斑，她的色斑与妹妹不同，呈网状，色泽较淡。十次按摩后她的色斑变化不大，直到十二三次后才开始出现效果，三十次左右才获得明显效果。由此看来，两姐妹出现明显效果的时间差别还是很大的。

8 　**老年斑防治要点**

功效：促进皮肤血液循环，提高皮肤张力，促进皮肤新陈代谢，防治老年色素和代谢产物的堆积。

方法：面部搓擦法——指腹压紧肌肤直线快速往复擦刷肌肤，可以自我搓擦。

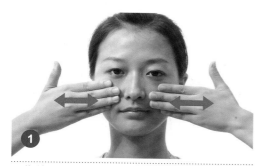
四指并拢横向压紧面部肌肤快速横向推擦

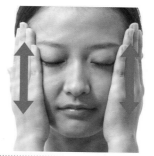
手掌平压在面部肌肤上快速来回推擦

 叮嘱：

搓擦皮肤能使皮肤细胞活性增强，并能消化因细胞里的代谢产物堆积而造成的老年斑，再大的年龄也会有效。民间流传下来的"干洗脸"就对老年斑有着积极的消减作用，真的能使人保持鹤发童颜的状态。

故事：

我的老父亲每天都锻炼身体，每次都要用双手搓擦皮肤，虽然他已经八十几岁了，但脸颊都没有老年斑。他的鬓角因为自己搓擦不到而长了些许老年斑，所以我回去后就会帮他搓擦这些部位的皮肤，后来他自己会有意识地多多搓擦鬓角，结果老年斑明显淡化了。

9 　**修复痤疮与消减瘢痕印迹按摩法**

功效：修复瘢痕，消减色素，洁净肌肤。

方法1：指腹推擦法——指腹压紧皮肤直线快速推擦。

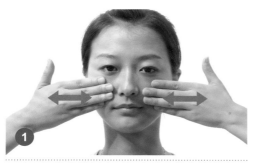

双手四指并拢横压在面部皮肤上横向快速来回推擦

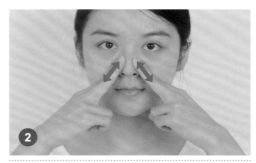

食指与中指并力压在鼻部皮肤上快速推擦

方法 2：皮肤刮痧法——用刮痧板贴紧皮肤直线往复快速擦刮。

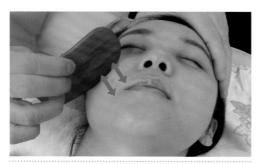

用刮痧板擦刮皮肤，用力应该透达肌肤深处

叮嘱：

对瘢痕组织主要成分致密结缔组织的刺激、对皮肤细胞的刺激、对血管的刺激，都可以影响并修复面部皮肤的各类损伤。面部皮肤因痤疮留下的凹洞，通过按摩是可以明显缩小甚至填平的。对于痤疮等皮肤炎性过程留下的色素沉着，按摩大都可以明显消减其痕迹。

故事：

1995 年在北京首次中国科学美容学术大会上表演一指禅美容引起轰动后，我于 1996 年到北京进行短期发展。此时期遇到一个 40 岁左右的女演员，她因少女时期摔伤遗留的面部瘢痕做了整形后，斜跨左脸的斜长瘢痕及其硬结使整个左侧面部严重下垂，需要打上两层粉底才能出门。我给她做了连续 15 天面部按摩后，她脸部深层的硬结基本消退，面部瘢痕变得柔软，色泽也消退了很多，与正常皮肤几乎一致，更加奇妙的是她完全不再需要打粉底掩饰了。她的丈夫督促她再做 15 次面部按摩以巩固疗效。

九、其　他

1　鼠标手按摩法

功效：松筋活血，止痛解痉，灵活关节。

方法1：揉拨法——用手指揉拨腕关节和手部肌肉。揉拨的力度以有酸胀痛感但又能忍受为度。每天多揉几遍，一遍几分钟即可，完全可以自己调理好这种麻烦问题。

方法2：沙袋拍打法——用沙袋拍打腕关节和整个手部，通过细细的沙子将力量透入关节凹陷处以刺激相关韧带和筋膜，使之松解而容易完成修复。这种拍打一般很舒服，用力拍打也可以。每天多次，每次几分钟即可。坚持十天半月就可以自行修复。

用沙袋击打手背和手掌，松解紧缩的肌腱和韧带等深筋膜组织，既酸胀痛又舒服。

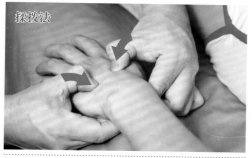

拇指指尖挤进骨缝中向手腕方向推挤、揉拨深处组织

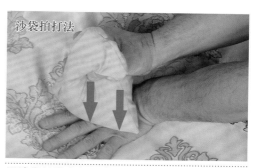

用沙袋经常击打手掌和手背

叮嘱：

"鼠标手"，即腕管综合征的俗称，是手腕关节因长期、反复和过度的活动，使得深筋膜、肌腱、韧带紧缩僵硬而压迫神经和血管，导致腕部肌肉或关节麻痹、肿胀、疼痛、痉挛的疾病。这种病证已经发展成为一种日渐普遍的现

代文明病。

腕关节的深筋膜、韧带、肌腱等致密结缔组织因劳累会失去水分，变得紧缩而僵硬，所以，一定要多多按摩触动使之松解并重新吸收水分，最终使筋骨松软。

2 手机肘的按摩防治

手机肘是最近发现的病证，主要是长时间固定地端着手机致使肘部关节和相关肌肉与筋膜紧缩、僵硬，这些紧缩、僵硬的组织甚至会挤压并伤害到流经肘部的神经纤维，使得远端的手指发生麻木等神经受压症状，该病证往往容易被误诊为颈椎病。

功效：松解肘关节周围的肌肉群与深筋膜的紧张与紧缩，促进上肢的血液循环，恢复肘关节及其肌群的正常运转与松弛状态。

方法 1：肘关节周围肌群揉拨法——用指尖揉拨刺激肘关节周围的肌肉与筋膜，特别是肘关节内侧。

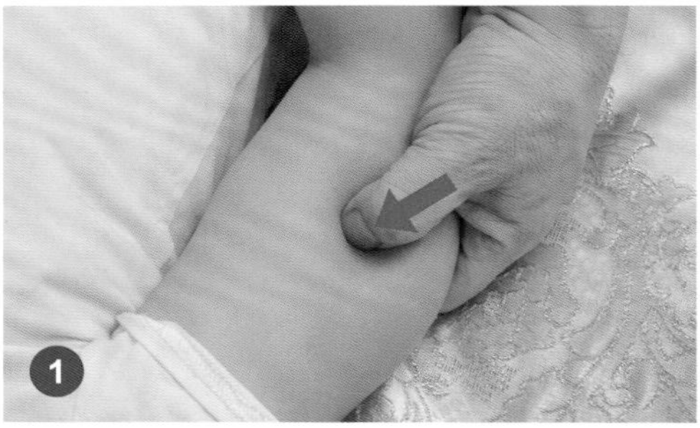

用指尖推挤、揉拨上臂的肌肉与深筋膜

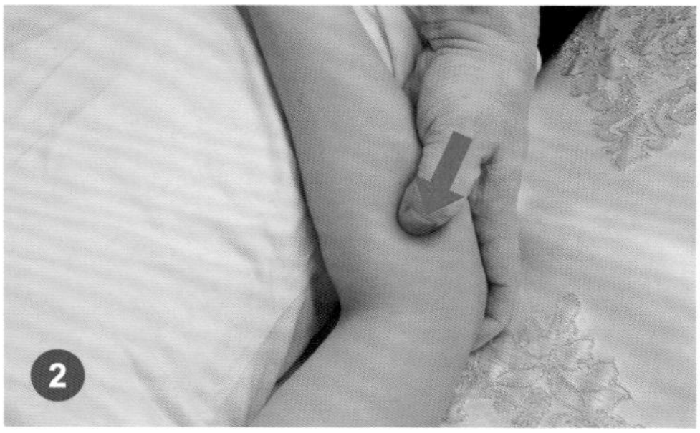

用指尖推挤、揉拨前臂内外侧的肌肉与深筋膜

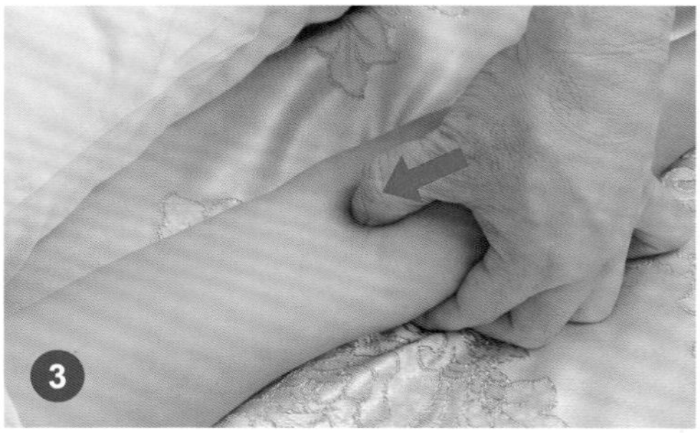

用指尖推挤、揉拨、分离肘关节内侧的肌腱、肌肉与深筋膜

方法 2：肘关节周围肌群击打法——用拳头击打肘关节周围。

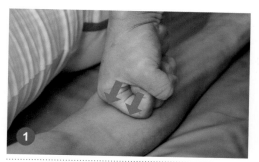

用拳头击打肘关节与前臂内外侧

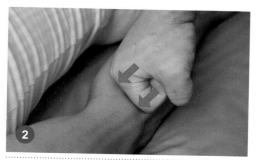

用拳头击打前臂外侧肌群

故事：

　　一位银行女职员因为腰椎间盘突出症辗转求治于我，在腰痛症状完全消除后，她突然诉说左手手指指尖持续性麻木。因为她患有非常明显的腰椎问题，所以我会很自然地将她手指麻木的原因联想到颈椎上面去。但是，当我在给她做全身按摩时，发现她的左肘关节上下的肌肉、肌腱等呈非常异样的紧缩状态，与右肘关节明显不同。我问她在使用左上肢时有什么特别的习惯，使得肘关节周围的肌群紧缩至僵硬状态。她不以为然地说晚上习惯躺在床上长时间看手机。问题一下子豁然明朗了，她手指指尖因神经受压引发的麻木，就是她长时间端着肘关节看手机造成的。我按摩时有意将她肘关节上下的肌肉、肌腱都完全松解开来，仅仅一次的按摩，就使她的手指麻木完全消除了。如果我们去治疗她的颈椎（也许她的颈椎真的有些问题）反而会使她肘关节的问题被掩盖，就可能使得她的病证很难得到及时的、准确的根治。

3　运动后全身酸胀不适的按摩救治

　　功效：迅速松解全身深筋膜，舒爽身体，增强体力，快速恢复健康状态，保障工作与生活的正常进行，防止疾病的发生或者原有疾病的加重。

　　方法 1：小腿后侧按压法——用手掌按压、推挤整个小腿后侧，尽可能使小腿肚的疼痛明显减轻，时间不限。

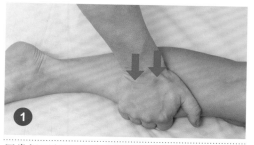

用掌根压紧肌肤后再利用身体的重量下压小腿肚，尽量将整个小腿都按压到，得气感十分强烈，由轻到重，尽可能使小腿当即松解下来

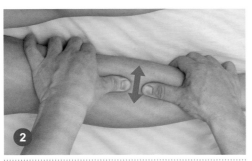

用双手的拇指指尖挤压小腿肌肉与深筋膜，刺激感比按压小腿要强烈

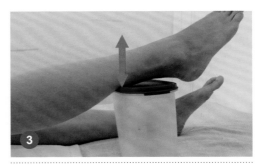

旅游期间可以每天晚上利用按摩锥或其他生活用品，反向按摩刺激小腿肚，使小腿松弛下来

方法 2：肩部与前臂击打法——用拳头击打肩部前侧和外侧以及前臂内外侧，至其明显舒适为止。

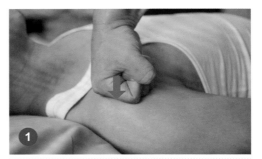

用拳头的指骨面击打肩部。这种击打方式比较激烈

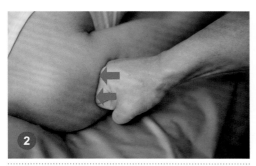

用拳头指骨面击打肩部外侧

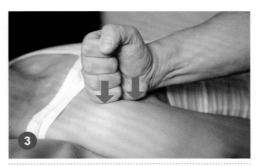

用拳头的小鱼际面击打肩部。这种击打方式比较柔和

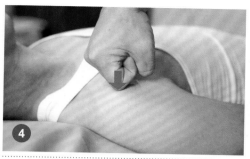

用拳头的指间关节尖部击打肩部。这种击打方式最为强烈

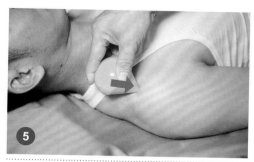

用按摩锥击打肩部

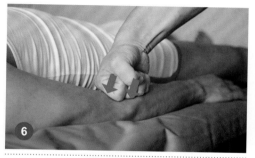

用拳头击打肘关节和前臂外侧肌肉群

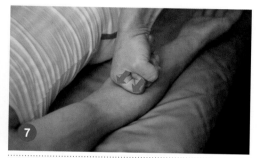

用拳头击打前臂内侧肌肉群

方法 3：大腿前侧与外侧刺激法——大腿前侧与外侧需要更多的刺激。用掌根或指尖推挤、揉拨以后，再加上击打刺激，才能最大化地松解大腿的劳累。

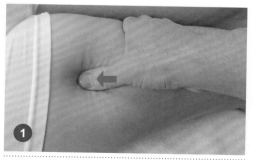

用单手拇指指尖推挤、揉拨大腿外侧深处

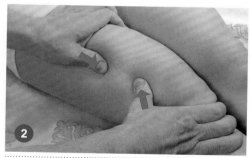

用双手拇指指尖推挤、揉拨大腿外侧肌肉群与深筋膜

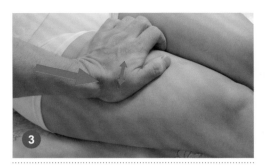

用掌根按压大腿前侧深部组织

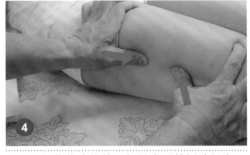

用双手拇指指尖推挤、揉拨大腿外侧髂胫束

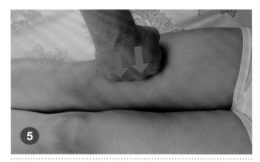

用拳头击打大腿前侧肌肉群

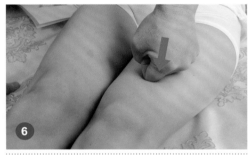

用拳头指间关节尖部击打大腿前侧肌肉群。这种击打最为强烈，也最为有效

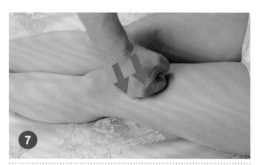

用拳头击打大腿前侧，尽可能将大腿前侧都刺激到

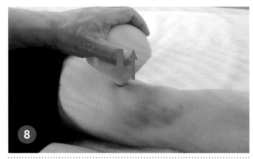

用按摩锥击打大腿前侧和外侧，轮番反复地击打，由轻到重地击打

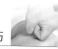

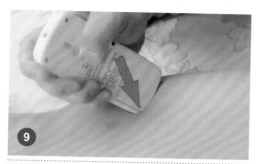

❾

遥控器也可以成为击打大腿的按摩用品

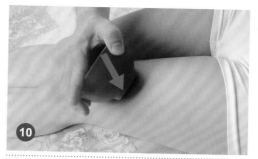

❿

饭碗也可以成为击打身体的器具

叮嘱：

　　旅游、运动、劳动过后，身体一般都会出现劳累与不适，严重者会出现各种疾病症状，或者使原有的疾病加重。针对这些问题没什么药物可以产生立竿见影的效果，而深透有力的深筋膜按摩刺激可以使身体恢复，并且这种方法操作简单，可以由我们的家人来实施。一般的按摩或者美容是无法达到这样的效果的。

　　对于运动后的肌肉酸痛，全身的按摩当然都需要，但还是小腿、肩部、大腿三个部位的按摩最为重要。

　　深筋膜网络这个新概念对运动后肌肉酸痛这个现象，有了崭新的解释和解决办法。肌肉强烈活动后，会强烈改变深筋膜的状态，造成深筋膜的紧缩甚至僵硬，而凝聚的深筋膜会反过来将肌肉捆绑住，加上深筋膜里面感受器随着深筋膜的凝聚而龟缩在一起，于是便出现了难受、酸胀、不适的感觉。不适不是病，百药都莫试，只有深筋膜按摩才能使我们舒适。积极的全身按摩可以立即使肌肉酸痛感消减。

　　相对于运动后肌肉酸痛的乳酸学说而言，深筋膜学说可以指导我们及时解决问题。

故事：

　　2017年春节后，我接待了很多患有节后综合征的客人。有一个从北京到深圳躲雾霾的年轻女士，她在春节期间每天健身训练，结果全身非常不舒服，于是就到按摩店去做一般的全身按摩，但八十多分钟的按摩依然没能将她紧缩的身体松解开来。直到我初九上班时她来找我做深筋膜按摩，仅仅三十分钟她便感觉完全解脱，身体迅速恢复正常。

还有一位两个孩子的母亲，因春节期间太过劳累，感觉像生病一样难受，初十便从外地赶回来找我治疗。同样是经过半小时的深筋膜按摩后，她立即恢复舒爽状态，喜笑颜开地带着两个孩子离开了。

4 "肾虚"按摩治疗法

功效：调整身体状态，焕发身体活力，治疗腰酸背冷，温煦四肢末端，增强性功能。

方法 1：头面部的按摩刺激以安神。

头皮搓擦法——用四指指尖或指腹压紧头皮快速来回擦刷，既可以松解颞肌又可以刺激脑部侧面的头皮神经末梢。

眼睛按摩法——用手指指腹揉拨眼球。

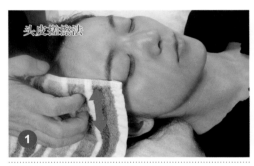

隔着毛巾搓擦头皮直至头皮发热

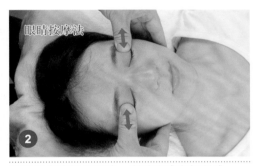

用拇指指腹揉拨眼球，有酸胀感和舒服感

方法 2：全身按摩刺激以松解深筋膜，改善血液循环。（详参考风湿证按摩法）

方法 3：腰背部按摩法——用拇指拨动腰背部两侧的肌肉边缘，使之松解、软化、修复。

方法 4：全身松筋拍打法。（详参考拍打法）

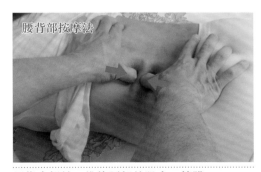

用指尖揉拨、推挤腰部的肌肉、筋膜

叮嘱：

男人最害怕被诊断为肾虚，好像性功能不行了，命根子完蛋了。其实根本无需太担心，我接触到的被诊断为肾虚的客人都通过按摩治好了。我觉得，导致肾虚的主要原因可能还是风湿，风湿之邪在腰肾部位累积导致深筋膜紧缩，产生了一系列的所谓肾虚的症状群，比如腰背酸软与酸胀，虚汗畏冷之类。只要我们把全身的深筋膜一遍一遍地放松，特别将腰部的劳损治疗好，就自然改变了所谓肾虚的表现，消除腰背部的酸峻和头晕失眠等症状。

腰酸背冷的根本不在肾虚，而是腰背深筋膜紧缩受损，且往往是腰部两侧肌肉的陈旧性损伤，这通过仔细寻找到痛点并多加按摩或者电疗是可以完全治好的。

故事：

1988年在武汉大学校园诊所，我接诊了一个意大利留学生马西莫。他腰背酸软十四年之多，在他所说的"欧洲"多方诊治无效。他来中国留学分外开心，并相信中医能治好他的病。在我之前，两位中医已经诊断他为"肾虚"，我给他检查身体时有意识地按摩了他的腰背部。第二天他发现起床变得麻利多了，就专门请求我给他按摩治疗。经过十次全身的按摩治疗，他十几年之久的腰部酸胀不适感完全消失了，他激动得对着女朋友大喊：我不肾虚了！

5　按摩淋巴结提高免疫力

功效：刺激淋巴结、提高免疫力。

方法1：颌下擦刷法——用指腹快速、有力推擦颈前、颌下、耳后，以有力刺激颌下淋巴结和耳后淋巴结，以感觉舒服、不痛为度。

方法2：下颌骨挤压法——四指指头顺下颌骨挤进下颌骨内侧，缓慢往里深入，用足够的力量刺激或揉捏淋巴结及其周围组织，有时候可以触摸并有意挤压增大的淋巴结。挤压一般会引起较明显的疼痛，需要由轻到重，以能接受为度。

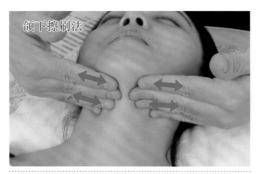

颌下擦刷法

双手四指指腹压紧下巴肌肤直线往复快速推擦，操作中需用润滑介质

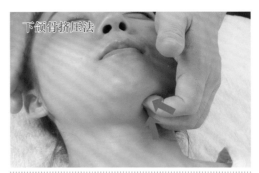

下颌骨挤压法

指尖挤进下颌骨背侧深处推挤深处组织与肿大的淋巴结，可产生较强的胀痛感

 叮嘱：

少儿易感冒，所以最需要刺激淋巴结，且大多数孩子能接受这种按摩方式，尽管按下颌时会比较痛。据触动法则，刺激淋巴结可以增强淋巴结的活力，促进淋巴结的消化，增强免疫能力。感冒常用的是按摩刺激颌下、颈前、耳后的淋巴结等。

故事：

我在给小儿做完按摩后都会刺激几下其颌下的淋巴结，一般的孩子最怕这几下，因为真的比较痛，但是有的做过颌下按摩的孩子会主动提示我按这里。通过按摩颌下可以体会淋巴结的变化，并判断出孩子的抗病能力。有的孩子的淋巴结增大如蚕豆，有的如黄豆，有的增大的淋巴结有好几个。淋巴结增大并不是什么坏事，它反映了淋巴结在抗击外来的病菌或病毒。我们按摩刺激淋巴结是帮助淋巴结尽快地消化和恢复正常。

6 更年期调整按摩法

功效：刺激身体神经血管体系进行全身调整，通过刺激全身以舒筋活血，对症治疗，舒爽身体。

方法1：面部美容按摩——自己或家人用手指指腹或者掌面快速推擦刺激肌肤，以活血紧肤，影响全身。

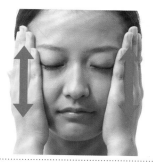

① 双手掌面压紧面部肌肤并上下来回快速推擦，类似搓澡的力度，尽量将力量透得更深一些。需用介质防止擦伤肌肤

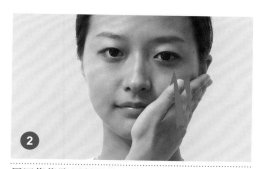

② 用四指指腹压紧肌肤，然后上下推擦肌肤，尽量将力量透得更深一些

方法2：全身触动与调整——按摩或者拍打全身肌肤，引发身体神经血管系统的积极反应来调节整个身体。具体操作方法可参考"风湿证（湿气）按摩法"。

 叮嘱：

面部的神经非常丰富，血管也非常密集，所以对面部的刺激可以引发神经系统和血管系统对全身生理状态的调整。更年期身体的巨大改变需要经常性的、具有积极刺激性的按摩，来调动身体全面的、深刻的变化，使身体尽可能地重新得到平衡。更年期的症状各式各样，按摩可以积极地对症减轻和改善。没有什么方法比按摩身体来得更全面、更深刻了。

故事：

有一个54岁的工厂办公室主任，被更年期症状困扰了很久，主要不适是每晚四次以上的夜尿和外阴干燥。当时我们仅仅给他做了几次面部按摩，他的这些症状就都明显改善，夜尿最多一次，外阴也因有了分泌物而舒爽。

有个报社记者通过头脸部按摩，整个身体特别是下肢出了许多的汗后感觉身体舒服多了。

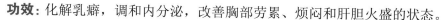

7　**按摩乳房化解乳癖**

功效：化解乳癖，调和内分泌，改善胸部劳累、烦闷和肝胆火盛的状态。

手法1：乳房压拨法——指尖逐渐加力直到肋骨上，保持一定力量揉按，最好将整个乳房深部的基底层都揉按到，改善乳房的血液供应，松解乳房内的织致密结缔组织。

方法2：乳房掐揉法——用自己的拇指、食指和中指逐个抓住乳房内单个的乳腺体，缓慢加力揉拨，松解乳腺体的紧缩，每天坚持按摩可以有效松解乳癖，帮助乳房恢复正常状态。

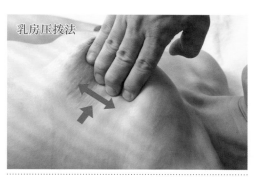

乳房压拨法

在乳房边缘用指尖压紧挤进乳房底部，来回推挤乳房深处组织

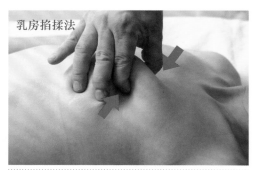

乳房掐揉法

用拇食、二指掐进乳腺，包括增生的乳腺，用相当的力量一紧一松掐捏，以稍有胀痛感为度，切忌暴力

叮嘱：

刚柔之力无蛮横，由轻到重不松手，这就是拿捏乳腺的要领。按摩乳房可松解致密结缔组织，防治胶原纤维对正常组织和血管的羁绊与阻碍，改善和促进血液循环对整个乳房的滋养和修复。民间早就有按摩揉拨乳房的方法，坚持按摩非常有益于乳房疾病的防和治。

故事：

一位刘姓女性，通过十余次强有力的乳房按摩，使乳房变得舒服多了。头几次按摩疼痛感很强，后来就越按越舒服。

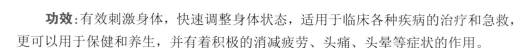

8　　按摩手部防治百病

功效：有效刺激身体，快速调整身体状态，适用于临床各种疾病的治疗和急救，更可以用于保健和养生，并有着积极的消减疲劳、头痛、头晕等症状的作用。

方法1：鱼际揉按法——环绕鱼际肌的边缘刺激该肌肉，刺激感强烈，多用在急救按摩之中，慢性病多采用缓慢且温柔的挤压。

方法2：指缝揉按法——尽可能将指骨之间的缝隙都刺激到，往指骨骨头上揉按，刺激感比较强烈。

方法3：拔萝卜按摩法——用食指和中指夹住被按摩者的指头前后，由指头的根部开始抽拉出来，脱出指头时会发出啪的一声，悦耳动听。

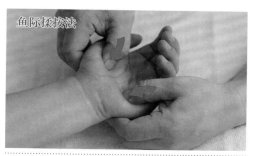

鱼际揉按法

用双手拇指挤压、揉拨大小鱼际肌，以有得气感为佳

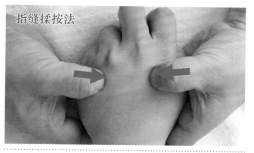

指缝揉按法

双手拇指指尖挤进骨缝中推挤深处，以有得气感为佳

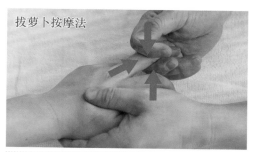

拔萝卜按摩法

用手指从掌背两侧夹紧指头，由掌指关节处拔向指尖再脱指而出，有舒服感

叮嘱：

双手每天干活最多，又经常泡在水里，既劳累又易受风湿之邪侵袭，需要更多的关怀。手部的敏感性远比脚部要强，刺激双手远比刺激足部得气快和效果优，是抢救疾病的首选。

故事：

拔萝卜按摩法除了使人舒服之外，对孩子来说也是一个惊喜，他会觉得非常有意思。每当我按摩孩子使孩子疼痛难忍之时，就用这招把孩子逗乐。

9 | 足部按摩法

功效：松解足筋膜，舒缓腿疲劳，调动自愈力。

方法1：击打法——用拳头击打整个足底，尽量刺激更多的部位。

方法2：跖骨缝揉按法——按摩跖骨缝对身体的刺激性比较强，我在急症抢救时经常使用，且常配合刺激手掌的指缝、肩周、前臂、大腿等。这种按摩的刺激性比单纯的足底按摩强烈，可以广泛应用于治疗与抢救。

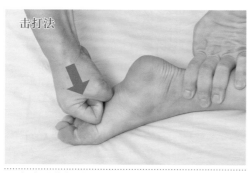

用拳头的指间关节击打脚掌心

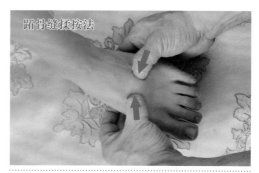

用拇指指尖挤进脚背部骨缝中推挤深处的组织

 叮嘱：

古人发现：地筋隐于足。是筋就需要刺激和拨动,所以足部需要经常按摩刺激。而且,足部容易劳累,经常按摩刺激足部可以快速解除疲劳。

故事：

给人按摩完身体后，我一般会用拳头猛击其足底，给其一种非常爽的感觉。有一位警察在受过我一次的足底刺激按摩后，便经常来找我击打他的足底，而且是疲劳而来，舒爽而去。

10 | **反向按摩的夜间妙用**

功效：消除疲劳，舒爽身体，调整肩部、小腿后侧、大腿外侧、腰骶部的劳累和劳损的状态，促进睡眠。

方法1：小腿肌肉顶法——将木盒子、按摩锥等物品放在床上，抬起小腿往下用力击打物品，以反向刺激小腿肚。

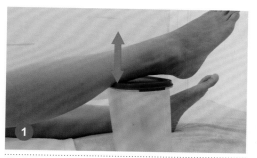

仰卧位，将塑胶盒之类既有弹性又有硬度的生活物品垫在小腿下方，抬起小腿朝物品冲击以反向刺激、触动小腿肌肉、肌腱等。此法每天都需要进行，特别是旅行期间，可以消减站立行走的劳累感。此法操作时可将物品移动使之能刺激到尽可能多的小腿部位

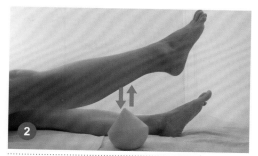

按摩锥既可以手握击打身体，又可以垫在小退下反向击打小腿

方法 2：大腿外侧顶法——将有刚度和柔性的球体等物品放置在身体下方，通过身体的重量下压来反向刺激、按摩身体。

方法 3：背腰骶部顶法——将按摩球或者其他物品放置在后背部、腰骶部的下方，通过身体的重量下压来反向刺激、按摩身体。

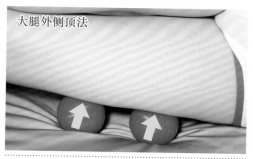

大腿外侧顶法

将有弹性又有硬度的球体垫在大腿外侧以反向刺激大腿外侧部

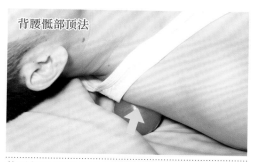

背腰骶部顶法

将柔韧性较强的球体垫在背部以松解背部深筋膜

 叮嘱：

　　每天的劳累需要每天放松，因为我们不可能每天都去找按摩师；慢性的劳损需要长期的调理，因为我们也不可能每天都去医院找医生；而反向按摩能像按摩师和医生一样，每天在家里或床上给我们按摩身体，调理健康。反向按摩最大的好处就是帮助我们利用每天晚上休息的时间，通过自己给自己做许多按摩，既调理了身体、防治了疾病，又增加了生活的情趣。

我们可以利用一些日常生活用具来按摩自己的身体，尽量选取那些有硬度但又有柔韧性的物品，比如塑胶瓶、透明胶带、抽纸盒等。将它们放在我们身体下面，利用身体的重量和自己一些助力，来反向刺激身体以达到对深筋膜的按摩松解，对劳损的修复，对精神的慰藉。

像小腿后侧、大腿外侧、肩部等这些容易受到损伤的部位，我们利用晚上躺在床上休息的时间就能对其进行及时的、经常性的按摩刺激，且具有非常积极的防病治病的效果。

深筋膜健康学说指导我研制了一些按摩用具，我们还可以研制出更多的按摩用品，以满足人们各种各样的健康需求。

我们采用塑胶瓶和不干胶圈来做反向按摩演示，就是为了举一反三，来说明生活中许多生活用品都可以用来按摩身体。

📚 故事：

我二十几岁时用墨水瓶顶住腰部的反向刺激、按摩治好了自己的急性腰扭伤，从此之后，就试着用不同的物品垫在身体下来按摩身体，并研究出了枕头、反向按摩锥、反向按摩球等按摩产品。我虽然从事按摩业，但是也没办法天天找人给自己按摩身体，我就是利用这些反向按摩产品通过每天晚上给自己做按摩，解除了白天的疲劳，并修复了损伤，促进了睡眠。我把自己的产品拿给一些客人试用，没想到他们非常喜欢，成为他们每天都需要的健康产品。

11 　住院患者按摩法

功效：促进身体积极调整和修复，活血养身，助力药效，深刻影响身体的功能状态。

方法 1：皮肤推擦法——主要用于体弱患者，手掌压紧皮肤，直线来回搓擦。推擦部位包括四肢、腰背部、头面部。

方法 2：全身揉拨法——主要任务是舒筋活血，促进身体自愈力的积极修复和调整。这是大多数住院患者共同的

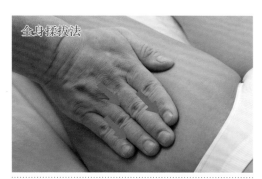

全身揉拨法

掌面压在大腿上，用力推挤深层肌肉，以有酸胀痛的得气感为佳

需要。该法主要是揉拨肩周、前臂内外侧、大腿前侧和外侧、手部、脚部、腹部和头面部等。具体操作方法可参考"风湿证（湿气）按摩法"。

方法 3：四肢拍打法——躺在床上经常拍打身体，既舒筋活血，又刺激身体进行自我调节，辅助药物治疗和手术治疗。

 叮嘱：

住院患者一般专注于治疗某一种病，忽视了整个身体的功能状态，其实，身体基本状态的好坏会深刻影响一切疾病的治疗效果。住院患者另一弊端是，患者一切都依赖医生，其实自己和家人动动手会加速身体的修复和全面调整，患者自己一定要投入治疗之中才是。

按摩除了对身体的功能状态有着积极深刻的影响之外，也能积极改善各种疾病的诸多的临床症状，有时它比用药物对症治疗还要准确和快捷，能迅速减轻患者的各种痛苦。宋美龄知道按摩的好处，就来源于她妈妈的故事。宋美龄母亲早年患上了三种疾病，牧师劝她经常做按摩以缓解痛苦，结果按摩竟然将她的三个疾病都治好了，所以在宋美龄 11 岁的时候，她母亲也开始给她做按摩。

按摩并不是绝对的专业医生才能做的，普通人也能做得很好，揉拨、拍打谁都可以入手，对亲人的爱会使普通老百姓做的按摩出乎意料得好。我按摩做得好就是因为我特别会关心人。普通老百姓做按摩不要吝惜时间，尽可能多多按摩触动身体，主要是多刺激身体的四肢。改变身体需要足够的刺激量，只要不引起身体严重的不适就行。身体某一处部位患了疾病，其他部位都可能至少在状态上有或多或少的问题。对整个身体的按摩刺激，对局部和整个身体都有着积极的推动作用。不要局限于某种疾病或者局限于某个部位，头痛医头、脚痛医脚是不对的，一定要将全身都按摩到、刺激到，这样才能促进身体健康。

故事：

2012 年农历大年初一，住在深圳某大医院的一位患者的丈夫，打电话央求我给他妻子做特别的治疗，因为他妻子住院虽然治好了病，但还是一直起不来床，而他们买了大年初三出境游的飞机票。他妻子起不来床是因为身体的湿气（深筋膜的紧缩）比较严重，只有用全身按摩才可以有明显的效果。于是，大年初一我停止休假并赶回来给他妻子做按摩治疗，初三他们如愿出国，十几天后又安然返回。